循環器ナースが
知っておきたい

心電図と
心臓カテーテル
15の
落とし穴

監修 齋藤 滋
著 髙橋玲比古

照林社

監修のことば

　みなさま方、本書は今年で20回目となる「鎌倉ライブデモンストレーション」の歩んできた証となる1冊です。

　鎌倉ライブデモンストレーションは大きな会ではありませんが、現在も第一線で心臓インターベンションを行い続けている、日本あるいは世界でもおそらく最長老である齋藤滋を中心に立ち上げられた特定非営利活動法人ティー・アール・アイ国際ネットワークによって運営されてきた会です。

　PCI（経皮的冠動脈インターベンション）という言葉が出る前、冠動脈に対するカテーテル治療はPTCA（経皮的冠動脈形成術）と呼ばれ、ディバイスとしては風船（POBA：単純な風船治療）しかなかったころに、このライブデモンストレーションは発足しました。当初は、任意団体により運営されていたのですが、規模の拡大に伴い、透明性を図る目的で、特定非営利活動法人に移行しました。この特定非営利活動法人は、主として経橈骨動脈冠動脈インターベンション（TRI）の普及活動を通じて世界平和に貢献しようという目的の下、現在は医師、看護師、技師からなる46名の社員によって民主的に運営されています。

　この活動の中でコメディカルの果たす役割はとても大きく、必須のものです。このため、鎌倉ライブデモンストレーションは、必然的にコメディカルの方々が多数参加され、ともに有意義な会を目指してきました。このような経緯から、豊富な臨床経験をおもちの髙橋玲比古先生にお願いし、主としてコメディカルの方々を対象に、ライブデモンストレーションにふさわしい臨床に即した内容の心電図講義を企画してきました。髙橋先生のご努力のおかげで、この講義は大変好評なものとなっています。そして、20回目の節目に、私たちが歩んできた証の1つとして、この講義の内容を書籍化することに決めました。

　改めてこの本を手にとりますと、1992年に開始した鎌倉ライブデモンストレーションの歩みが目に浮かびます。そして、本書の内容は、循環器ナースのみならず、すべてのコメディカルの方々、あるいは研修医の方々にもとても有益な内容であると考えます。

　コーヒーを片手に、隅から隅までゆっくりと読んでみてください。自然にカテーテル・インターベンションという専門領域に入れることを保証します。どうぞ楽しんでくださいね。

2013年12月

湘南鎌倉総合病院 副院長／心臓センター循環器科 部長
特定非営利活動法人ティー・アール・アイ国際ネットワーク 会長

齋藤　滋

はじめに

みなさん、こんにちは。この本を手にとってくださってありがとうございます。

本書は、心臓カテーテル検査・治療を行ってきた多くの臨床経験の中から、特にコメディカルの方々に知っておいていただきたいと思われる症例を呈示して、日常の循環器診療や心臓カテーテルの実際をライブ感覚で勉強していただこうと思って企画したものです。心電図のどこをどのように読みとって診断し、心臓カテーテル治療にどうつなげるかを体感していただければ本望です。

本書の元となったのは、毎年12月に横浜で開催されている「鎌倉ライブデモンストレーション」のコメディカル教育セミナー「ECGから考えるケーススタディ」で私がお話した内容です。

実は、このセミナーでは当初、基礎的な心電図の読み方を中心に解説していました。その後、湘南鎌倉総合病院の島袋朋子副看護部長からのご提案により、実際の症例に即したCase Orientedな形式に改めました。循環器のキャリアの長い看護師の方々は、より実践的な知識を欲しているという考えからです。それ以後、毎回多数のコメディカルの方々にご参加いただけるようになり、演者としてはとてもうれしく思っています。

このセミナーの内容が書籍化によって、ライブでの発表のようなインパクトが薄れることを心配しながら稿を進めてきましたが、要所に基礎的な内容を追加し、最新の学術的解説を加えることで、よりいっそう深い内容のものになったのではないかとひそかに自負しております。そして、本書の内容を今後のセミナーに、ぜひフィードバックしていきたいと思っています。読者のみなさんの忌憚ないご意見をお聞かせください。

最後に、本書の出版に際して、企画の段階からご指導いただき、監修の労をおとりいただきました湘南鎌倉総合病院副院長、特定非営利活動法人ティー・アール・アイ国際ネットワーク会長の齋藤滋先生に深甚なる感謝の意を表します。

また、刊行の実作業でお世話になりました照林社編集部の鈴木由佳子氏に感謝いたします。

2013年12月

医療法人社団さくら会 高橋病院 院長
髙橋玲比古

CONTENTS

Episode 1 合併症ゼロの壁
診断カテーテル中に胸痛が出現 ……………………………………………… 2

Episode 2 初心忘るべからず
ベテラン医師によるPCI中の合併症 …………………………………………… 10

Episode 3 過ぎたるは及ばざるがごとし
よりよい結果を求めて起こった合併症 ………………………………………… 18

Episode 4 病は気から
心的外傷から発症する疾患 ……………………………………………………… 22

Episode 5 虫の知らせ
画像や心電図で異常がないのに意識消失 ……………………………………… 26

Episode 6 検査結果の不一致
心電図上肥大所見のない心肥大 ………………………………………………… 32

Episode 7 予期せぬ出来事
ペースメーカーが入っているのに心停止 ……………………………………… 37

Episode 8 トイレという空間
長時間、乗り物に乗っていなくても危険 ……………………………………… 40

Episode 9 仕事中の動悸は冠不全？
頻脈発作を予知できる安静時心電図異常 ……………………………………… 44

Episode 10	不整脈＋不整脈＝？	
	心房細動なのに脈が規則正しい………………………………	48

Episode 11	虎穴に入らずんば虎子を得ず	
	狭心症の診断に有用な検査………………………………………	52

Episode 12	失神の診断は難しい	
	一過性の意識消失発作へのアプローチ…………………………	58

Episode 13	便利さが仇となる	
	意図しない造影剤の長時間注入で……………………………	64

Episode 14	救命活動の救世主	
	AEDを使いこなした面接官………………………………………	68

Episode 15	自覚なき危険な状況	
	全身性疾患と心臓病変……………………………………………	74

結びにかえて……………………………………………………… 80

索引………………………………………………………………… 82

COLUMN

心電図の基本　3／冠動脈の分類　17／左脚ブロックと右脚ブロック　31／ペースメーカーの種類　39／心電図の波形と刺激伝導系　51／心房細動と脳梗塞　57／AED（自動体外式除細動器）の音声ガイダンス　72／低体温療法　73／ペースメーカーと検査　76

装丁：折原カズヒロ　本文イラスト：石川ともこ、村上寛人、津田蘭子、中央美術研究所　DTP製作：レディバード

著者紹介

髙橋玲比古（たかはし・あきひこ）
医療法人社団さくら会 高橋病院 院長

1982年	京都府立医科大学卒業後、京都府立医科大学附属病院第二外科研修医
1984年	明石市立市民病院外科
1985年	国立循環器病センター心臓血管外科レジデント
1986年	セントトーマス病院（ロンドン）心臓血管外科・レイン研究所リサーチフェロー
1988年	国立循環器病センター心臓血管外科医員

1989年より現職

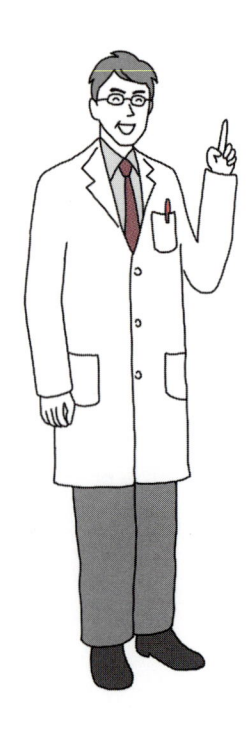

　心臓血管外科を意識したのは高校生のときです。テレビドラマを見て、心臓血管外科医にあこがれました。一般外科の小さな個人病院を営んでいた父には反対されましたが、医学部卒業後は心臓血管外科の道を歩むことにしました。国内、海外と2つの施設で研修を受けましたが、どちらもとても勉強になりました。

　その後、父の急逝により病院を継ぎ、胃や盲腸の手術をしたり、交通事故の患者さんにギプスを巻いたりしていました。しかし、一度知った心臓治療の魅力には抗しがたく、阪神淡路大震災の後、被災した病院を改装し、1997年から諸先輩の協力をいただきながら自院で冠動脈バイパス手術をはじめました。現在は手術のほか、毎年150例の急性心筋梗塞を含む600例を超えるPCI治療を行っています。

　座右の銘は「人間到る処青山あり」。心臓カテーテル治療は私の天職です。好きな仕事ができる毎日にとても感謝しています。

本書の特徴

- 循環器診療の現場にひそむ、見落としや合併症などのリスクについて、15の症例をもとに解説しています。
- 心電図波形や心臓カテーテル画像など、患者状態の把握に欠かせない情報の読み取り方がわかります。

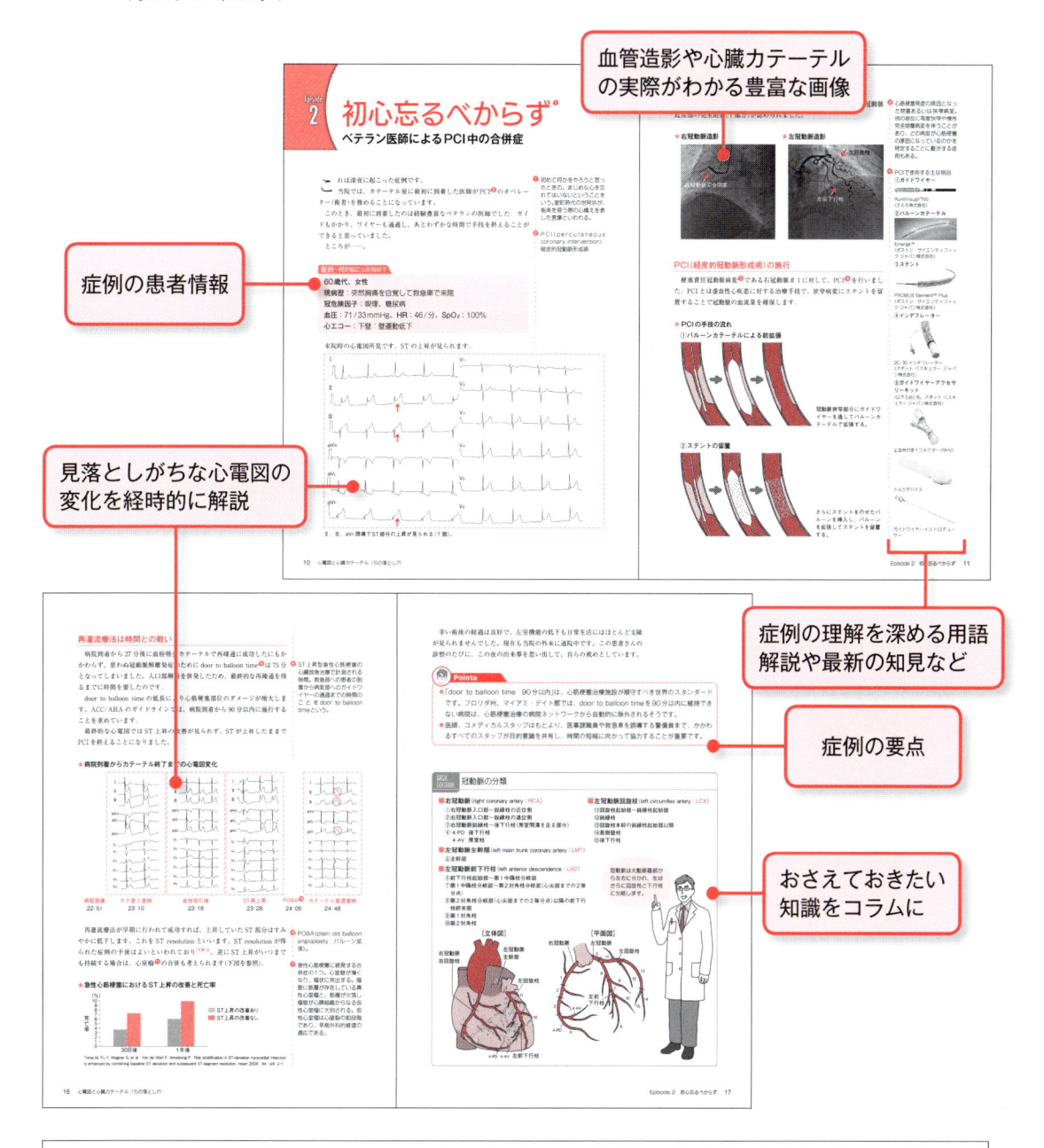

- 血管造影や心臓カテーテルの実際がわかる豊富な画像
- 症例の患者情報
- 見落としがちな心電図の変化を経時的に解説
- 症例の理解を深める用語解説や最新の知見など
- 症例の要点
- おさえておきたい知識をコラムに

- 本書で紹介している症例は、著者の臨床経験をもとに展開しています。実践により得られた方法を普遍化すべく万全を尽くしておりますが、万一本書の記載内容によって不測の事故等が起こった場合、著者、出版社はその責を負いかねますことをご了承ください。なお、本書掲載の写真は、臨床症例の中から患者ご本人・ご家族の同意を得て使用しています。
- 本書に記載している薬剤や機器等の選択は、出版時最新のものです。薬剤の使用にあたっては、個々の薬剤の添付文書を参照し、適応・用量等は常にご確認ください。

Episode 1 合併症ゼロの壁
診断カテーテル中に胸痛が出現

その日、私は朝から外来診療に追われていました。外来は連休を控えて、とても混雑していました。

カテーテル検査室では、スタッフが手分けして心臓カテーテルを行っています。突然、私の患者さんにカテーテルを行っていたスタッフから緊急の連絡が来ました。

「心カテ中なのですが、すぐに見に来ていただけませんか」

私は外来を中断してカテーテル検査室に行きました。カテーテル検査室に向かいながら、何が起こっているのか、次の展開のシナリオを考えていました。そこで考えられたのは、以下のようなことです。

1. 橈骨動脈の拍動が弱く、穿刺ができなくて困っている
2. 診断カテーテルが右冠動脈にかからなくて困っている
3. 診断カテーテルがねじれて抜けなくなって困っている ❶
4. カテーテル装置のX線管球が切れて困っている
5. ポリグラフの器械が壊れて困っている
6. その他

起こっていたのは、「6. その他」です。

カテーテル検査室に入ると、胸痛を訴えている患者さんの姿が見えました。そこで、ポリグラフの心電図を見てみると、胸部誘導でST部分が少し上昇し、T波が増高していました（↑部）❷。

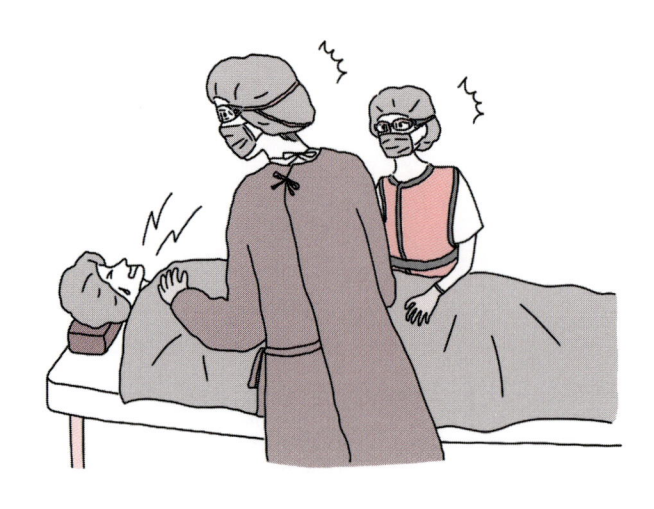

❶ 左右の冠動脈両方に使えるカーブした診断カテーテルを左冠動脈から右冠動脈にエンゲージしなおすときにときどき起こる現象。ガイドワイヤーを抜かずにカテーテルを回転させると防止できる。

❷ ◆ST部分：心電図上QRSの終わりからT波の始まりまでの部分。
◆ST上昇・低下：ST上昇は肢誘導1mm、胸部誘導で2mm以上のST上昇が2つ以上の誘導で見られる。このときの2つ以上の誘導とは、V_2、V_3やⅡ、Ⅲなど解剖学的に隣り合った誘導ということになっている。ST上昇は、急性心筋梗塞、異型狭心症、急性心筋炎、心室瘤などで見られる。また、ST低下は、労作性狭心症、低カリウム血症、心内膜下梗塞などで見られる。
◆T波増高：心室筋の再分極（細胞の興奮した状態が元に戻ること）を示す。高カリウム血症では増高する。

★ポリグラフ検査の心電図

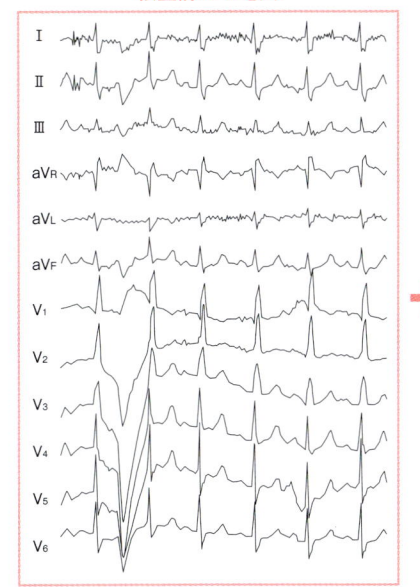

検査前の心電図 → **カテーテル室に呼ばれたときの心電図**

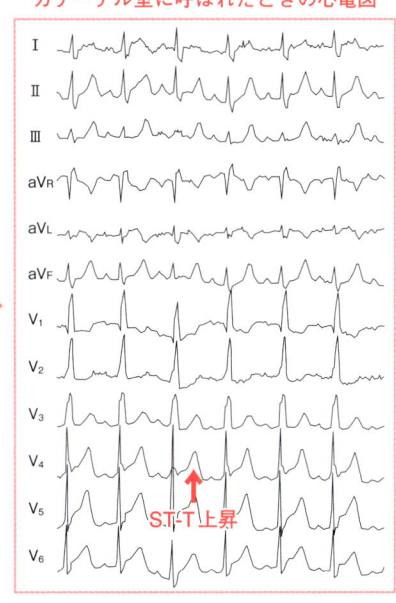

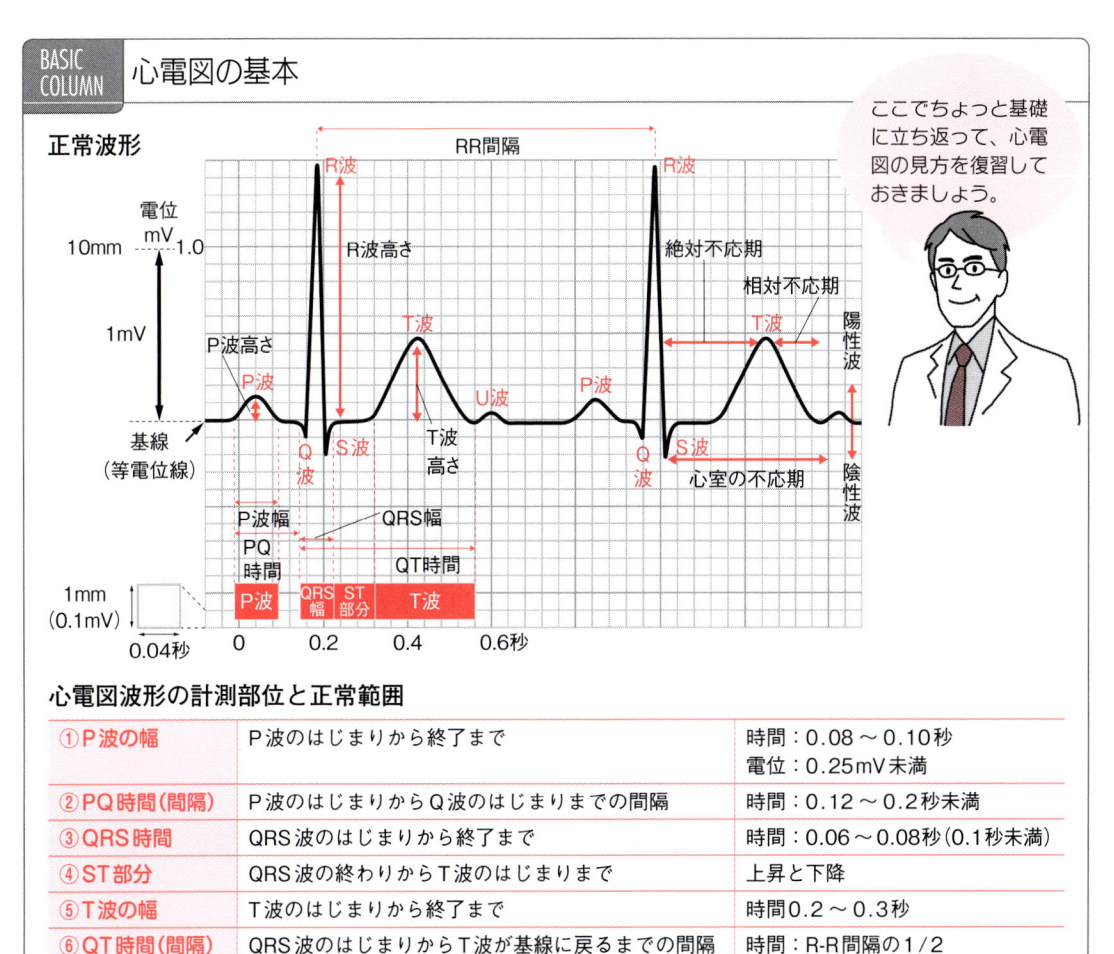

（ST-T上昇）

BASIC COLUMN 心電図の基本

ここでちょっと基礎に立ち返って、心電図の見方を復習しておきましょう。

正常波形

心電図波形の計測部位と正常範囲

①P波の幅	P波のはじまりから終了まで	時間：0.08〜0.10秒 電位：0.25mV未満
②PQ時間（間隔）	P波のはじまりからQ波のはじまりまでの間隔	時間：0.12〜0.2秒未満
③QRS時間	QRS波のはじまりから終了まで	時間：0.06〜0.08秒（0.1秒未満）
④ST部分	QRS波の終わりからT波のはじまりまで	上昇と下降
⑤T波の幅	T波のはじまりから終了まで	時間0.2〜0.3秒
⑥QT時間（間隔）	QRS波のはじまりからT波が基線に戻るまでの間隔	時間：R-R間隔の1/2

Episode 1　合併症ゼロの壁

カテーテル検査・治療の経緯

あわててカルテを見ると、先週私の外来を初診された方でした。

> **症例…何が起こったのか？**
> 80歳代、女性
> 主訴：労作時胸痛
> 臨床経過：1週間前に突然胸痛を自覚した。胸痛は5～10分続いた。翌日、当院外来を受診した
> 既往歴：慢性腎不全（週3回血液透析）、脳梗塞、本態性高血圧
> 冠危険因子❸：高血圧、喫煙歴
> 家族歴：不明（聞いていなかった）
> 家族背景：とても熱心な娘さんが2人

この患者さんに、4Fr 撓骨動脈アプローチ❹で左冠動脈を3方向で撮り終えた直後に、患者さんが胸痛を訴えたようでした。

冠動脈造影検査では通常、左冠動脈に関しては8方向、右冠動脈に関しては3方向にアンギオ装置のアームを振って撮像します。冠動脈の性状を正確に把握するためには、血管の重なりを考慮しながら多方向から撮像することが必要です。

❸ 冠動脈の動脈硬化につながる疾病や生活習慣を、冠危険因子という。主に、高血圧、高コレステロール血症、喫煙、糖尿病、高尿酸血症、年齢（老化）、家族歴、肥満、ストレス、A型性格、運動不足などが挙げられる。

❹ 当院では診断カテーテル検査もPCI（percutaneous coronary intervention；経皮的冠動脈形成術）も、原則的には撓骨動脈アプローチで行っている。診断カテーテルのサイズは、3Frと4Frが半分ずつくらい。

★ 心臓カテーテル検査の撮像方向

CRA（cranial）：頭位30°

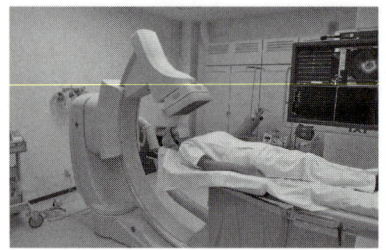

CAU（caudal）：腹位30°

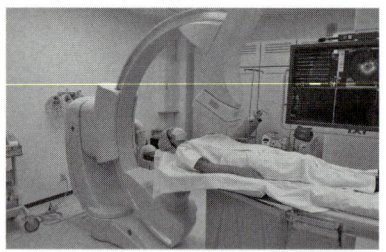

RAO（right anterior oblique）：右前斜位30°

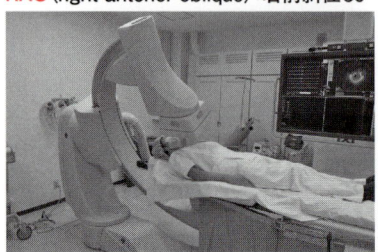

LAO（left anterior oblique）：左前斜位60°

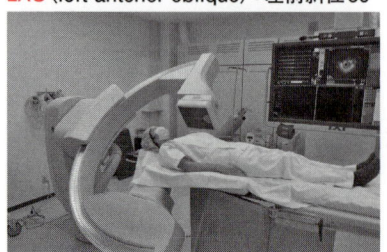

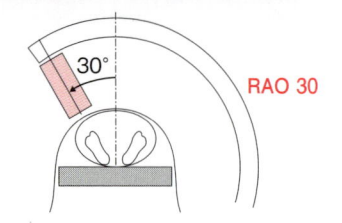

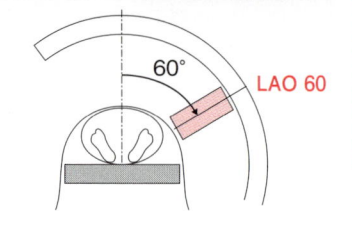

RAO 30

LAO 60

3方向のカテーテル検査所見(左冠動脈)をもう一度見てみました。

★ 1回目の造影(RAO 30：右前斜位方向)

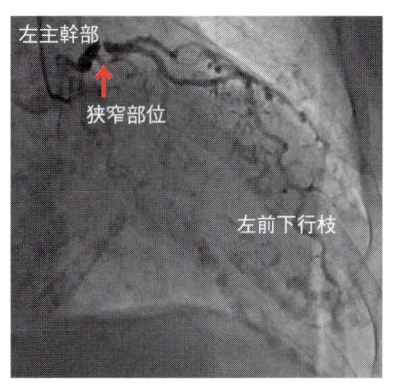

左主幹部
狭窄部位
左前下行枝

左前下行枝近位部に高度狭窄が認められる(↑部)。

★ 2回目の造影(RAO 30 CAU 30：腹側右前斜位方向)

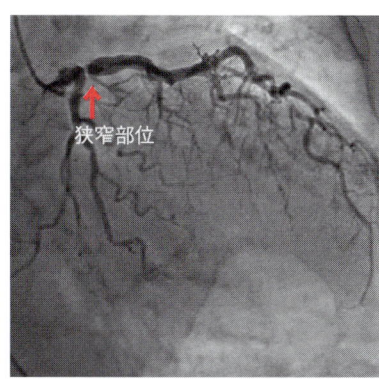

狭窄部位

この方向でも左前下行枝近位部の高度狭窄が見える(↑部)。

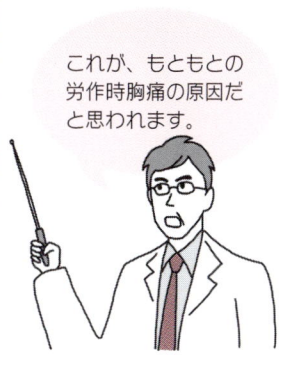

これが、もともとの労作時胸痛の原因だと思われます。

★ 3回目の造影(CAU 30：腹側方向)

① 造影開始3.1秒後

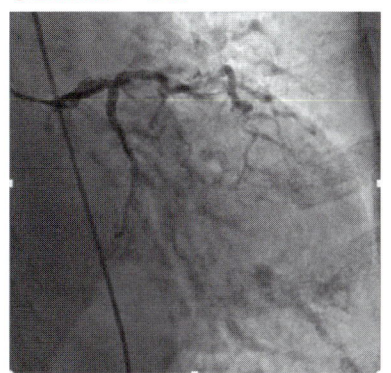

造影剤が注入され、末梢の冠動脈が造影されはじめている。

② 造影開始から4.6秒後

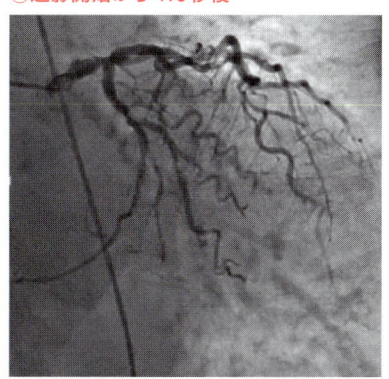

さらに造影剤が末梢の冠動脈を造影している。

③ 造影開始から5.0秒後

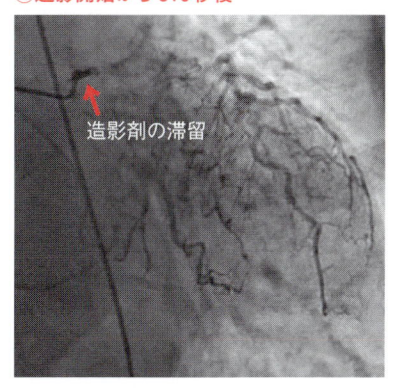

造影剤の滞留

造影がほとんど終わっているが、主幹部の造影剤が残っている(↑部)。

④ 造影開始から10秒後

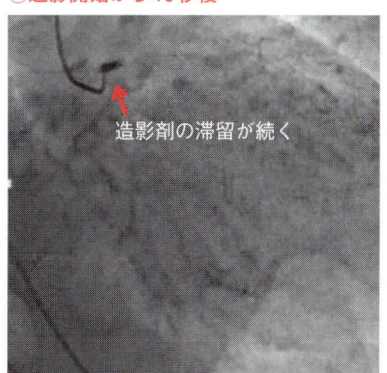

造影剤の滞留が続く

左主幹部に造影剤が残っている。

Episode 1　合併症ゼロの壁

胸痛、ST上昇はなぜ起こったか

　この造影検査によって、私には、胸痛、ST上昇の原因がわかりました。そこで、私が最初に行ったことは、以下のどれでしょうか。

1. とりあえず頭にきたので、「私の患者に何をしたんだ！」と術者を怒鳴った❺
2. 黙って、診断カテーテルを抜いてシースを入れ替えた
3. 別のアプローチでシースを入れた
4. 速攻で大腿動脈からIABP❻カテーテルを入れた
5. もっと速攻で大腿動静脈からPCPS❼を入れた
6. その他

　正解は、「6. その他」です。起こっていたことは、診断カテーテルによる左冠動脈主幹部解離でした。

　冠動脈解離は診断カテーテルで起こる合併症の1つです❽。冠動脈の入口部にカテーテルの先端が当たること、造影剤が勢いよく注入されることが原因です。右・左冠動脈のいずれにおいても入口部に発症することが多く、処置に手間取ると死に至る可能性があります。

★ 冠動脈解離

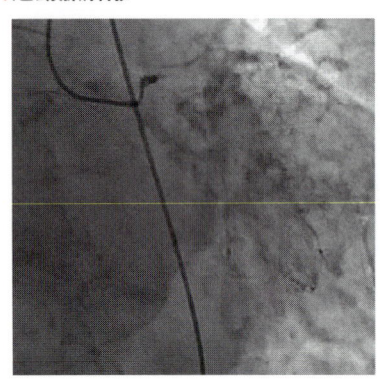

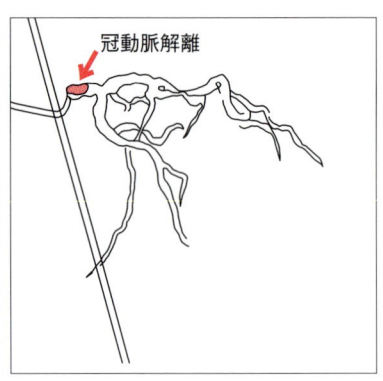

　造影所見をよく見ると、左主幹部（冠動脈の入口部）に軽度の狭窄をともなうプラークの付着を認めました。カテーテルの先端がこの部位に当たっていたため、造影剤の注入により血管壁がめくれてしまい、解離が起きたものと思われます。

---

❺ 車のハンドルを握ると性格が急に変わる人がいるが、カテーテルを握ると激変する人も結構多い。

❻ IABP（intra aortic balloon pumping；大動脈内バルーンパンピング）。補助循環装置の1つ。心臓のポンプ機能を一時的に代行する。物理学者であるエイドリアン・カントロビッツと循環器内科のアーサーカントロビッツの兄弟により実用化された[文献1]。

❼ PCPS（percutaneous cardio pulmonary support；経皮的心肺補助装置）。補助循環装置の1つ。遠心ポンプと人工肺を用いた装置で、大腿動静脈より心肺補助を行う。通常の心肺蘇生で反応しない心肺停止症例に対しても有効である。日本において大規模な臨床研究が行われている。

❽ 心臓カテーテル検査の合併症には、心筋梗塞、脳血管障害、心大血管の穿孔、重篤な不整脈、迷走神経反射、カテーテル挿入部の障害（血栓性閉塞、偽性動脈瘤、神経損傷）、冠動脈解離、コレステロール塞栓、薬剤・造影剤によるショックなどがある。

★ 冠動脈解離のメカニズム

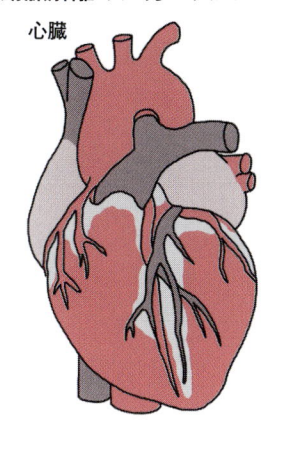

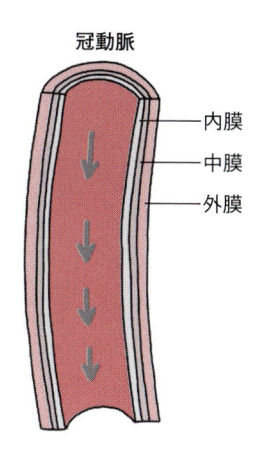

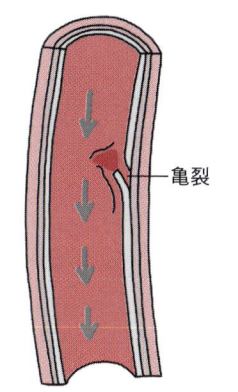

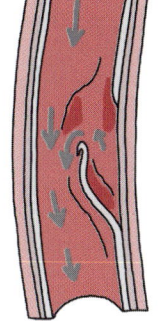

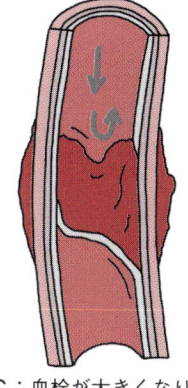

心臓　　　　冠動脈
　　　　　　　　　― 内膜
　　　　　　　　　― 中膜
　　　　　　　　　― 外膜

A：内腔に亀裂が生じる　　B：亀裂が大きくなり血栓が発生する　　C：血栓が大きくなり血管を完全に閉塞する

― 亀裂

そこで緊急治療として、アスピリン（バイアスピリン®）とクロピドグレル（プラビックス®）❾の2剤による二重抗血小板療法❿を開始しました。内服開始から効果の発現までに時間がかかるため、前もって内服を開始することが推奨されています⓫。薬剤溶出性ステントの使用後は、特に長期にわたり必要な治療です。

❾ 通常、プラビックス®75mg（1T）、バイアスピリン®100mg（1T）を内服する。緊急時には、より速い効果の発現を得る目的で、プラビックス300mg（4T）を一度に内服する。クロピドグレル市販以前には、チクロピジン（パナルジン®）が使用されていたが、副作用の発現率が高いため、現在新規に使用されることは少ない。

❿ 二重抗血小板療法（double antiplatelet therapy：DAPT）」とは、PCIにおいてステント留置に伴って必須となる薬物治療の1つ。

⓫ 下のグラフはクロピドグレル（プラビックス®）の薬効の発現の推移を示す。300、600、900mgの内服後約6時間で抗血小板機能がピークに達するのがわかる。また、その抗血小板作用は容量に依存していることもよくわかる。ちなみに米国では、2009年からより効果の速いプラスグレル（第一三共株式会社）も使用されている。

★ プラビックス®の初期投与量と血小板凝集抑制率

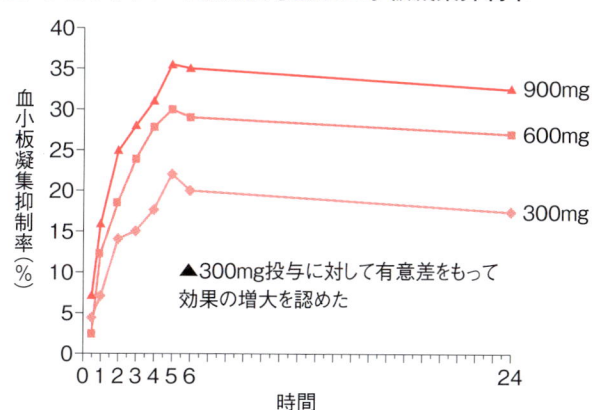

血小板凝集抑制率（％）

900mg
600mg
300mg

▲300mg投与に対して有意差をもって効果の増大を認めた

時間

Montalescot G, Sideris G, Meuleman C, et al. A randomized comparison of high clopidogrel loading doses in patients with non-ST-segment elevation acute coronary syndromes：the ALBION (Assessment of the Best Loading Dose of Clopidogrel to Blunt Platelet Activation, Inflammation and Ongoing Necrosis) trial. J Am Coll Cardiol 2006；48：931-938. より

冠動脈解離へのカテーテル治療の実際⑫

　ご家族に、診断カテーテルで合併症が起こり、緊急手術が必要であることを説明しました。ご家族は大変驚いていました。
　使用していた診断カテーテルからPCI用ワイヤー⑬を冠動脈に挿入後⑭、診断カテーテルと4Frシースを抜いて、6Frシースを挿入しました⑮。さらに、6Frガイディング(治療用)カテーテルを挿入し、左冠動脈に挿入しました。

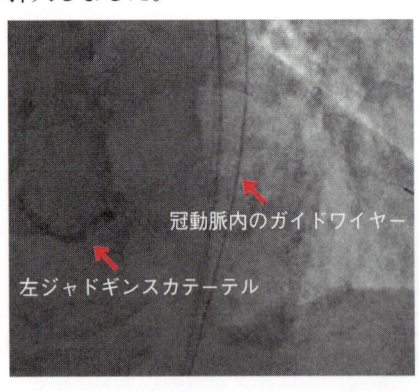

冠動脈内のガイドワイヤー
左ジャドキンスカテーテル

解離を起こした診断カテーテルからコロナリーワイヤーを挿入した。その後、6Frの左ジャドキンスカテーテルを進めて、左主幹部に近づけた。

　前下行枝、回旋枝、中間枝にそれぞれガイドワイヤーを留置しました。

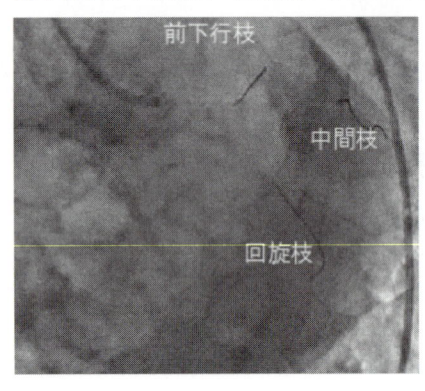

前下行枝
中間枝
回旋枝

　そして、3.0×15mmのバルーンカテーテルで拡張しました。

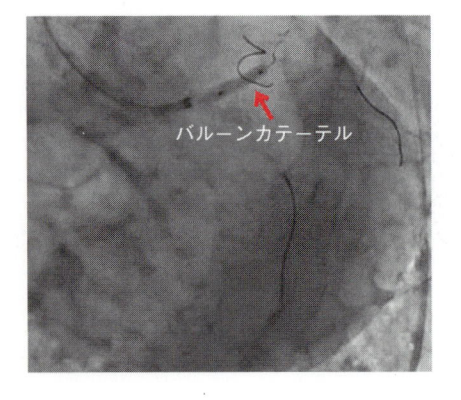

バルーンカテーテル

---

⑫ 本症例のPCI治療の流れ
1. 診断カテーテル
2. PCI用ガイドワイヤー(高位側壁枝)
3. 鼠径部から4Frシース抜去
4. 鼠径部より6Frシース挿入(PCI用ガイドワイヤーより)
5. 6Frガイディングカテーテル挿入(PCI用ガイドワイヤーより)
6. 前下行枝、回旋枝にもPCI用ガイドワイヤー
7. 左主幹部から前下行枝にバルーンカテーテル
8. 左主幹部から前下行枝にステント留置

⑬ PCIの詳細については、「Episode2」を参照。

⑭ 冠動脈主幹部に解離が生じた場合、カテーテルを抜かずにそのままにしておいてガイドワイヤーを入れるほうがより安全であるとされている。

⑮ 心臓カテーテルの太さ
● 診断の場合：3〜5Fr
● 治療の場合：4〜7Fr

最後は左主幹部から左冠動脈前下行枝に向けてステントを留置しました。

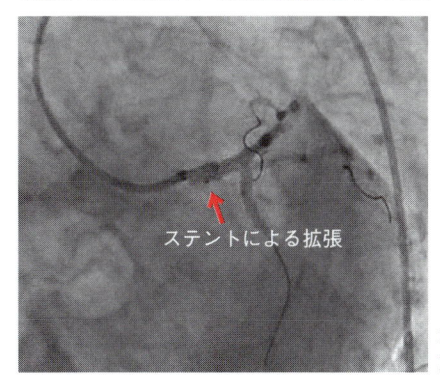

ステントによる拡張

最終造影。狭窄部分の拡張と主幹部の解離の消失を認める。

最終的には解離部分はステントで被覆され、症状の原因と考えられた左冠動脈前下行枝近位部の高度狭窄は良好な拡張を得ることができました。

そして、私が最後に行ったことは、ご家族への説明でした。

この日は予定されていた検査も少なく、穏やかな雰囲気で診断カテーテルが進んでいたのですが、重大な合併症が起こってしまいました。外来で診察をしていた私にとっても、合併症が起こる可能性はゼロではないことを痛感した日でした。

Points

- 本症例では診断カテーテル中に、左冠動脈主幹部の解離をきたし、ST上昇を伴う急性心筋梗塞を起こしました。
- このような合併症はきわめてまれであり、当院でも過去5年間で診断カテーテルを6000例以上行っていますが、このような重大な合併症は、この患者さんだけです。しかし、どの症例においてもこのような解離を起こす可能性はあります。診断カテーテルの際も、常に起こりうる合併症に対する心構えが大切です。

Noto TJ Jr, Johnson, LW, Krone, R, et al. Cardiac catheterization 1990：A report of the Registry of the Society for Cardiac Angiography and Interventions (SCA&I). *Cathet Cardiovasc Diagn* 1991；24：75. より

診断カテーテルの合併症発生率

合併症	発生率
死亡	0.11%
心筋梗塞	0.05%
脳血管障害	0.07%
不整脈	0.38%
血管合併症	0.43%
造影剤合併症	0.37%
急性循環障害	0.26%
心腔穿孔	0.28%
その他の合併症	0.28%
主要合併症合計	1.70%

Episode 2 初心忘るべからず[1]
ベテラン医師によるPCI中の合併症

これは深夜に起こった症例です。

当院では、カテーテル室に最初に到着した医師がPCI[2]のオペレーター（術者）を務めることになっています。

このとき、最初に到着したのは経験豊富なベテランの医師でした。ガイドもかかり、ワイヤーも通過し、あとわずかな時間で手技を終えることができると思っていました。

ところが……。

[1] 初めて何かをやろうと思ったときの、まじめな心を忘れてはいないということをいう。室町時代の世阿弥が、能楽を習う際の心構えを表した言葉といわれる。

[2] PCI (percutaneous coronary intervention)：経皮的冠動脈形成術

症例…何が起こったのか？

60歳代、女性
現病歴：突然胸痛を自覚して救急車で来院
冠危険因子：喫煙、糖尿病
血圧：71/33mmHg、HR：46/分、SpO₂：100%
心エコー：下壁：壁運動低下

来院時の心電図所見です。STの上昇が見られます。

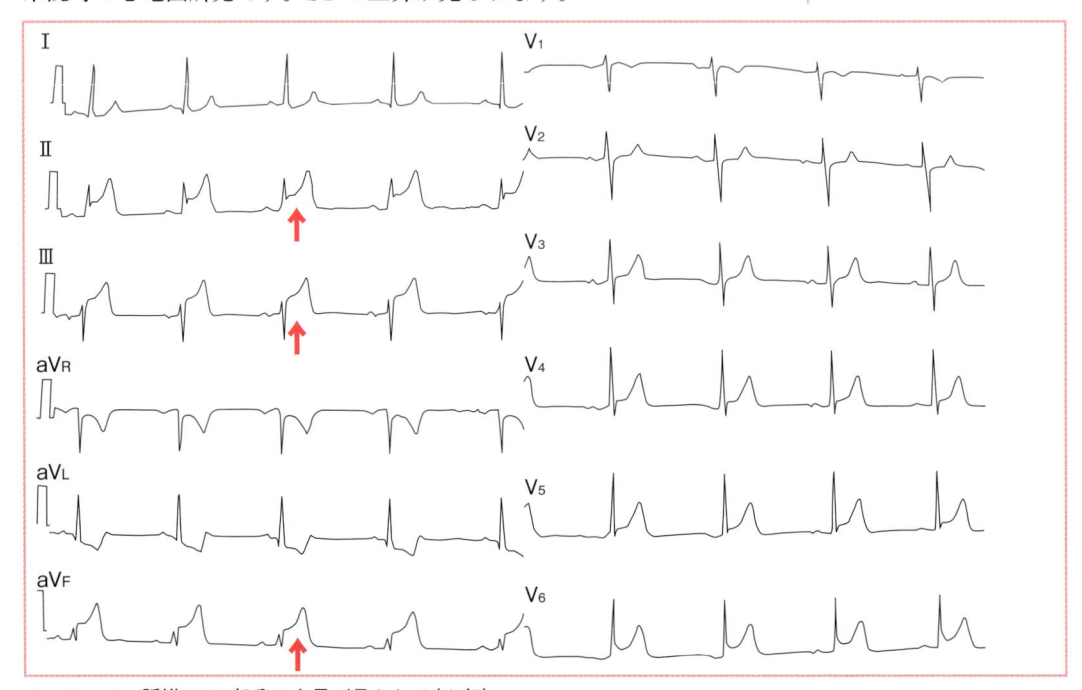

Ⅱ、Ⅲ、aV_F誘導でST部分の上昇が見られる（↑部）。

緊急冠動脈造影の結果、左冠動脈前下行枝の中等度狭窄および右冠動脈近位部の完全閉塞（↑部分）が認められました。

★右冠動脈造影

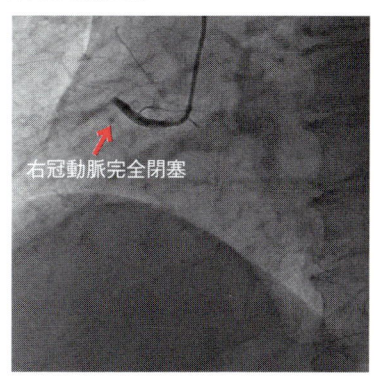

★左冠動脈造影

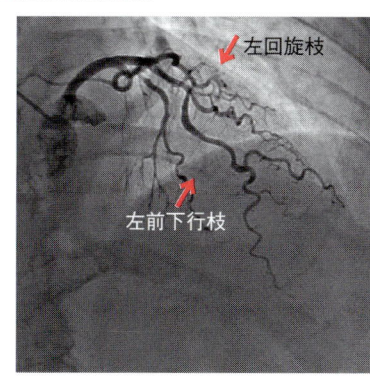

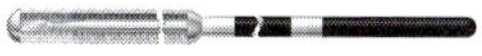

左回旋枝

右冠動脈完全閉塞

左前下行枝

PCI（経皮的冠動脈形成術）の施行

梗塞責任冠動脈病変❸である右冠動脈#1に対して、PCI❹を行いました。PCIとは虚血性心疾患に対する治療手技で、狭窄病変にステントを留置することで冠動脈の血流量を確保します。

★PCIの手技の流れ
①バルーンカテーテルによる前拡張

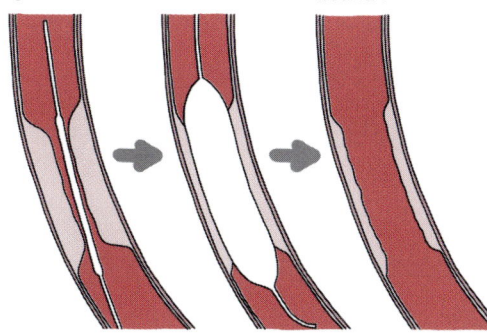

冠動脈狭窄部分にガイドワイヤーを通してバルーンカテーテルで拡張する。

②ステントの留置

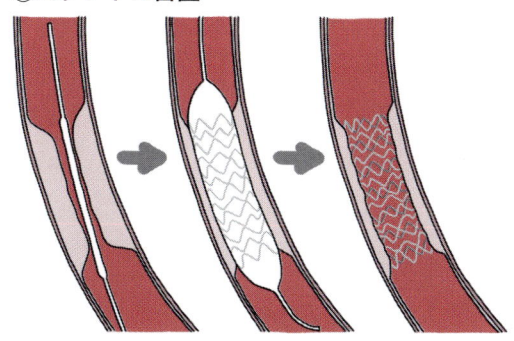

さらにステントをのせたバルーンを挿入し、バルーンを拡張してステントを留置する。

❸心筋梗塞発症の原因となった閉塞あるいは狭窄病変。別の部位に高度狭窄や慢性完全閉塞病変を伴うことがあり、どの病変が心筋梗塞の原因になっているのかを特定することに難渋する症例もある。

❹PCIで使用する主な物品
①ガイドワイヤー

Runthrough®NS
（テルモ株式会社）

②バルーンカテーテル

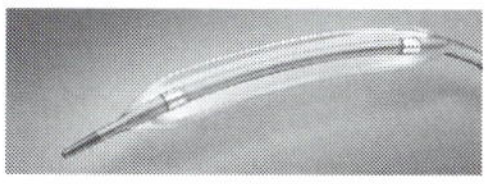

Emerge™
（ボストン・サイエンティフィック ジャパン株式会社）

③ステント

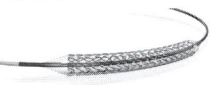

PROMUS Element™ Plus
（ボストン・サイエンティフィック ジャパン株式会社）

④インデフレーター

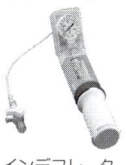

20/30 インデフレーター
（アボット バスキュラー ジャパン株式会社）

⑤ガイドワイヤーアクセサリーキット
（以下3点とも、アボット バスキュラー ジャパン株式会社）

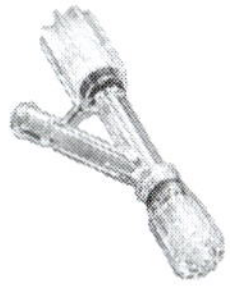

止血弁付きYコネクター（RHV）

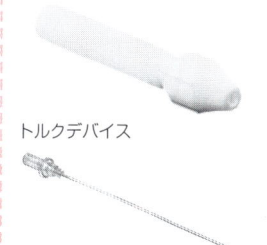

トルクデバイス

ガイドワイヤーイントロデューサー

この症例では、右橈骨動脈のイントロデューサーを6Frに入れ替え、さらにM-radialカテーテル❺を右冠動脈にエンゲージしました。その後、ガイドワイヤー❻を右冠動脈末梢奥深くに挿入しました。
　引き続き、血栓吸引カテーテルを用いて血栓吸引を行いました。吸引後、胸痛は改善し、心電図のSTも下がりました。

❺ 左右の冠動脈に使用可能なユニバーサルタイプのカテーテルの1つ。同じ種類のものとして、キムニーカテーテル、イカリ(IL)カテーテルなどがある。

❻ 心筋梗塞の治療は、ガイドワイヤーで病変をクロスして、その後、吸引用のカテーテルで血管閉塞の原因となっている血栓を吸い込む。

カテーテル室入室直後　　　　　　　　　　　　血栓吸引後

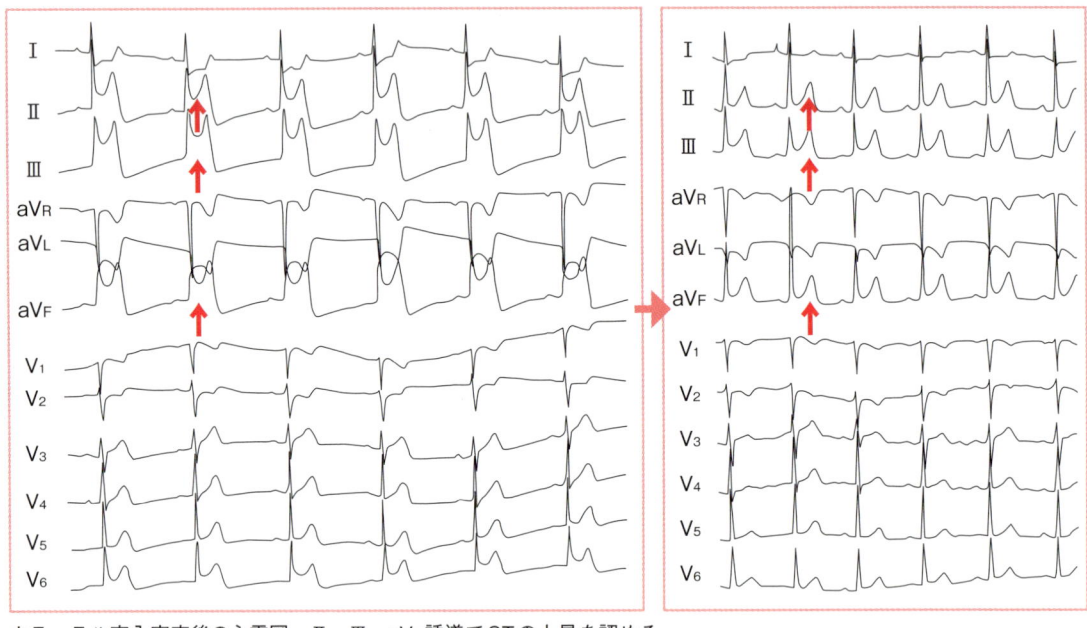

カテーテル室入室直後の心電図。Ⅱ、Ⅲ、aVF誘導でSTの上昇を認める。

PCI手技の落とし穴

　血栓吸引用カテーテルを回収する際、反作用でガイディング(治療用)カテーテルが右冠動脈の奥に引き込まれる場合があります❼。ベテラン医師はそれを防ぐために、あらかじめガイディングカテーテルを冠動脈から少し外しました。
　しかしその後、ガイディングカテーテルが反時計回りに回転し、カテーテルのチップが上行大動脈内で頭側に跳ねてしまいました。さらにそのはずみでワイヤーが抜けはじめたのです。

❼ 冠動脈内に挿入した器具を抜く場合、血管壁との摩擦などにより抜けにくくなる場合がある。その際、無理に器具を引っ張ると、器具が抜けずに反作用でカテーテルそのものが血管内に入ってしまうことがある。血管損傷の可能性があるため、器具の回収は慎重に行う。

★ガイディングカテーテルのエンゲージを外したその後

①0.9秒後

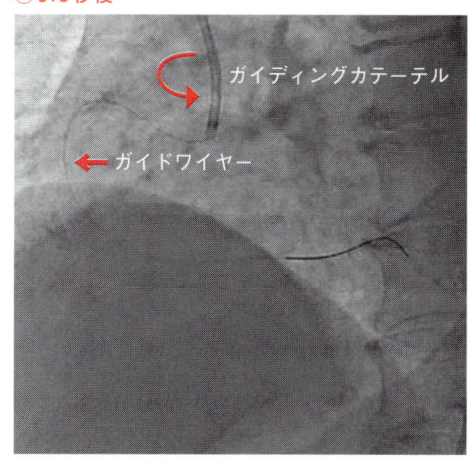

ガイディングカテーテルを右冠動脈入口部から外したところ。

②5.5秒後

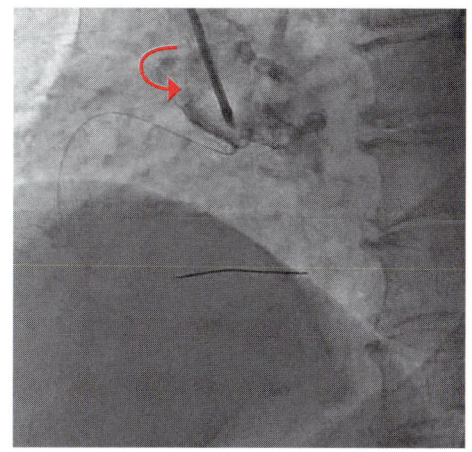

ガイディングカテーテルの先端が反時計回りに回転してしまい、しだいに入口部から離れている。その動きに引きずられてワイヤーが徐々に抜けている。

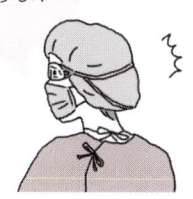

あっ、これはまずい！

③7.3秒後

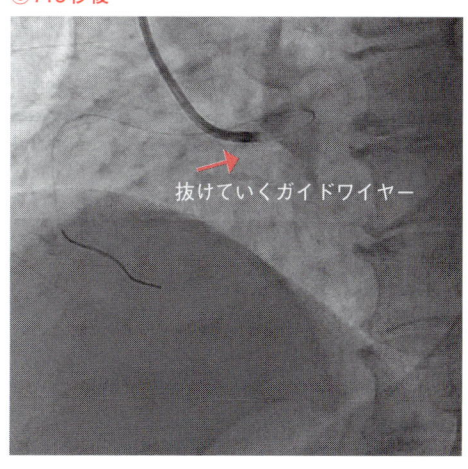

さらにガイディングカテーテルが回転して左冠動脈の方向を向いている。このガイディングカテーテルの回転により、ワイヤーがますます抜けていっている。

この後、ワイヤーは右冠動脈から抜けてしまい、患者さんには再び胸痛が出現しました。

ポリグラフ上の心電図にも変化が見られました。

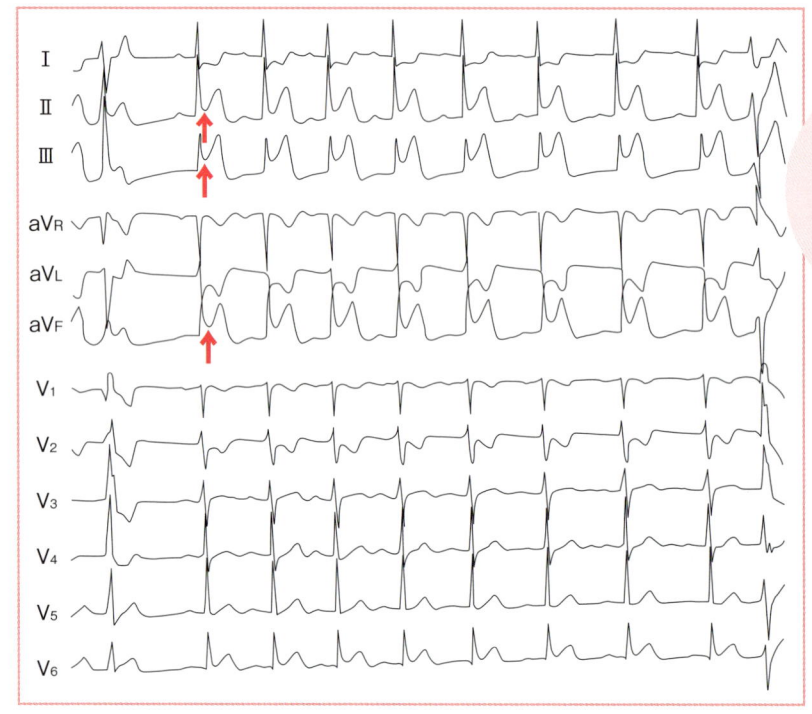

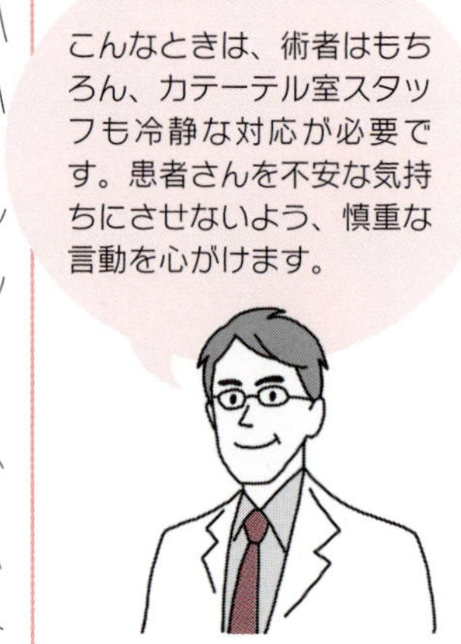

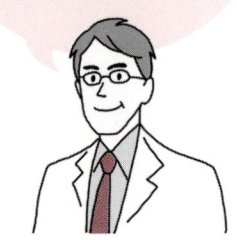

Ⅱ、Ⅲ、aVF誘導で著明なST上昇が見られる。

> こんなときは、術者はもちろん、カテーテル室スタッフも冷静な対応が必要です。患者さんを不安な気持ちにさせないよう、慎重な言動を心がけます。

なぜ、STは再び上昇したのか？

ここで質問です。ST再上昇の原因は何でしょうか。

1. 病変部の血栓による再閉塞
2. スローフロー現象（末梢血管に細かい血栓が流れた）
3. カテーテルにより入口部が閉塞した
4. その他

★ガイディングカテーテル再エンゲージ後の冠動脈造影

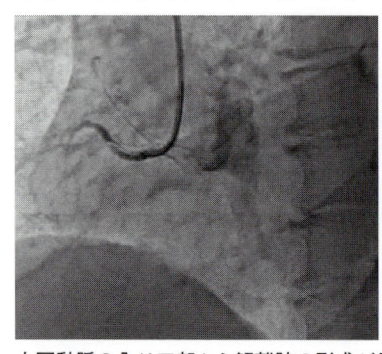

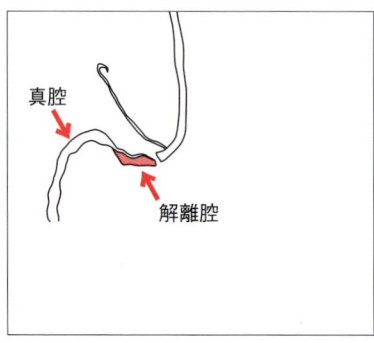

右冠動脈の入り口部から解離腔の形成が見られる。

そうです。正解は、「4. その他」。原因は、右冠動脈の入口部のガイディングカテーテルによる解離でした。

ガイドワイヤーの再通過を試みたものの…

冠動脈の真腔はとても狭くなっていました。しかも再度エンゲージしたカテーテルは偽腔に向いています。

カテーテルをジャドキンスタイプ❽に変更して真腔へのガイドワイヤーの挿入を試みましたが、真腔の入口をワイヤーでとらえることは難しく、成功に時間がかかると思われたため、結局偽腔から真腔に硬いワイヤーで貫いて通しました[文献2]。

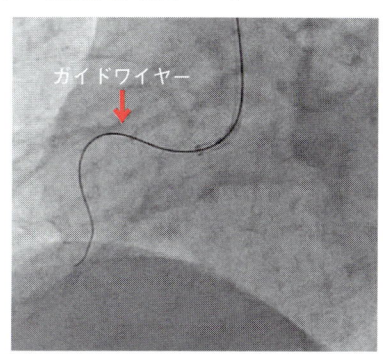

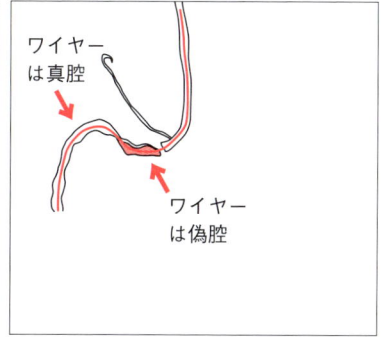

先端が硬い慢性完全閉塞病変治療用のガイドワイヤーを用いて、解離腔から真腔へ貫通している。

❽ ジャドキンスタイプのカテーテルにも①診断用カテーテルと②ガイディング（治療用）カテーテルがある。それぞれ右冠動脈用（JR）と左冠動脈用（JL）があり、解剖学的位置に合わせて先端が曲げられ、挿入しやすい形状になっている（写真は一例）。ほとんどの患者に使用可能。本症例では、ガイディングカテーテルの右冠動脈用を使用した。

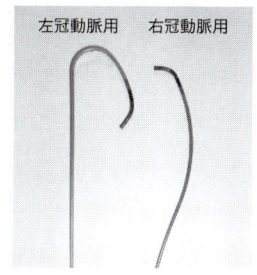

Heartrail Ⅱ
Judkins Left（左）
Judkins Right（右）
（テルモ株式会社）

その後、ステント留置を行いました。

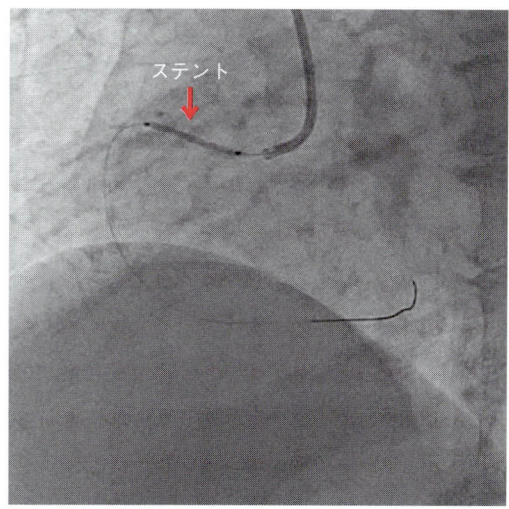

解離腔から真腔に向けてステントを挿入したところ。これからインフレーションする。

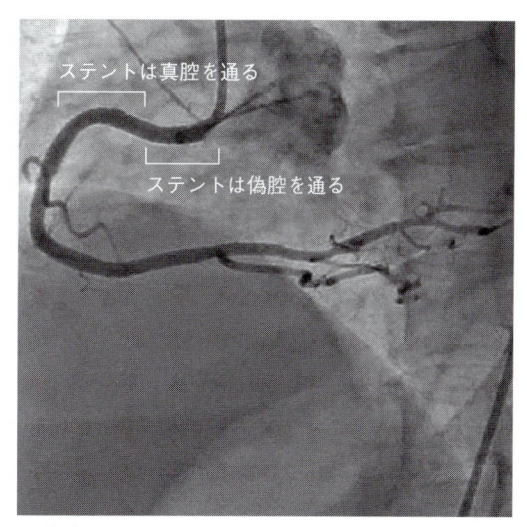

冠動脈ステント留置後の造影。心筋梗塞による冠動脈の閉塞、続発した冠動脈解離による閉塞はステント留置により治療されている。ステントは、冠動脈近位部は偽腔を、遠位部は真腔を通過している。

Episode 2　初心忘るべからず　15

再灌流療法は時間との戦い

病院到着から 27 分後に血栓吸引カテーテルで再疎通に成功したにもかかわらず、思わぬ冠動脈解離発症のために door to balloon time [9] は 75 分となってしまいました。入口部解離を併発したため、最終的な再疎通を得るまでに時間を要したのです。

door to balloon time の延長により心筋梗塞部位のダメージが増大します。ACC/AHA のガイドラインでは、病院到着から 90 分以内に施行することを求めています。

最終的な心電図では ST 上昇の改善が見られず、ST が上昇したまま PCI を終えることになりました。

[9] ST 上昇型急性心筋梗塞の心臓救急治療で計測される時間。救急部への患者の到着から病変部へのガイドワイヤーの通過までの時間のことを door to balloon time という。

★ 病院到着からカテーテル終了までの心電図変化

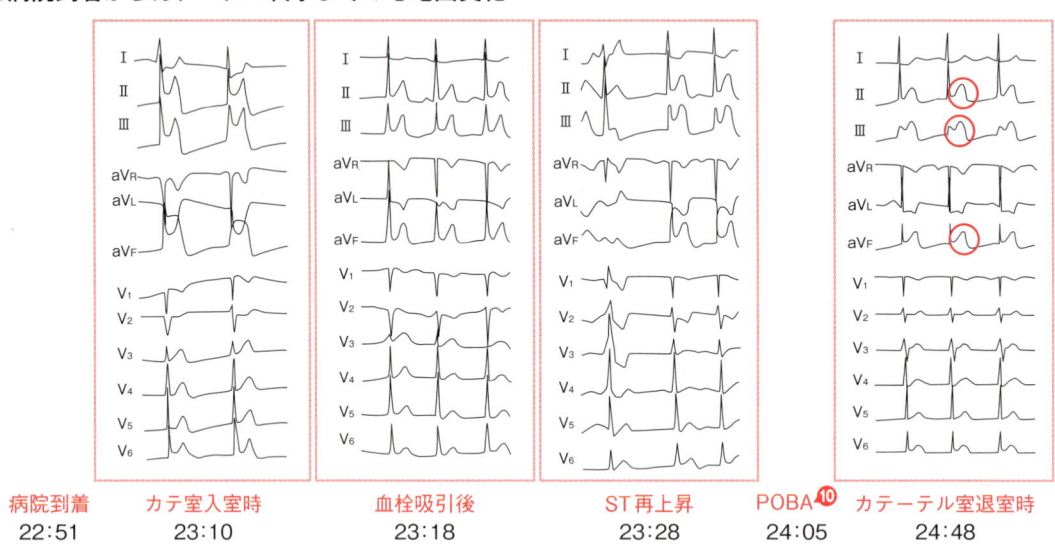

病院到着	カテ室入室時	血栓吸引後	ST 再上昇	POBA [10]	カテーテル室退室時
22:51	23:10	23:18	23:28	24:05	24:48

再灌流療法が早期に行われて成功すれば、上昇していた ST 部分はすみやかに低下します。これを ST resolution といいます。ST resolution が得られた症例の予後はよいといわれており [文献3]、逆に ST 上昇がいつまでも持続する場合は、心室瘤 [11] の合併も考えられます（下図を参照）。

[10] POBA（plain old balloon angioplasty；バルーン拡張）。

[11] 急性心筋梗塞に続発する合併症の1つ。心室壁が薄くなり、瘤状に突出する。瘤壁に筋層が存在している真性心室瘤と、筋層が欠落し瘤壁が心膜組織からなる仮性心室瘤に大別される。仮性心室瘤は心破裂の前段階であり、早期外科的修復の適応である。

★ 急性心筋梗塞における ST 上昇の改善と死亡率

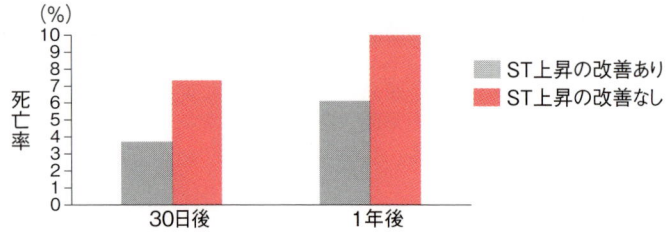

Toma M, Fu Y, Wagner G, et al：Van de Werf F, Armstrong P：Risk stratification in ST-elevation myocardial infarction is enhanced by combining baseline ST deviation and subsequent ST-segment resolution. *Heart* 2008；94：e6. より

幸い術後の経過は良好で、左室機能の低下も日常生活にはほとんど支障が見られませんでした。現在も当院の外来に通院中です。この患者さんの診察のたびに、この夜の出来事を思い出して、自らの戒めとしています。

Points

- 「door to balloon time　90分以内」は、心筋梗塞治療施設が順守すべき世界のスタンダードです。フロリダ州、マイアミ・デイト郡では、door to balloon timeを90分以内に維持できない病院は、心筋梗塞治療の病院ネットワークから自動的に除外されるそうです。
- 医師、コメディカルスタッフはもとより、医事課職員や救急車を誘導する警備員まで、かかわるすべてのスタッフが目的意識を共有し、時間の短縮に向かって協力することが重要です。

BASIC COLUMN　冠動脈の分類

■ **右冠動脈**(right coronary artery：RCA)
- ①右冠動脈入口部〜鋭縁枝の近位側
- ②右冠動脈入口部〜鋭縁枝の遠位側
- ③右冠動脈鋭縁枝〜後下行枝(房室間溝を走る部分)
- ④ 4-PD　後下行枝
　　 4-AV　房室枝

■ **左冠動脈主幹部**(left main trunk coronary artery：LMT)
- ⑤主幹部

■ **左冠動脈前下行枝**(left anterior descendence：LAD)
- ⑥前下行枝起始部〜第1中隔枝分岐部
- ⑦第1中隔枝分岐部〜第2対角枝分岐部(心尖部までの2等分点)
- ⑧第2対角枝分岐部(心尖部までの2等分点)以降の前下行枝終末部
- ⑨第1対角枝
- ⑩第2対角枝

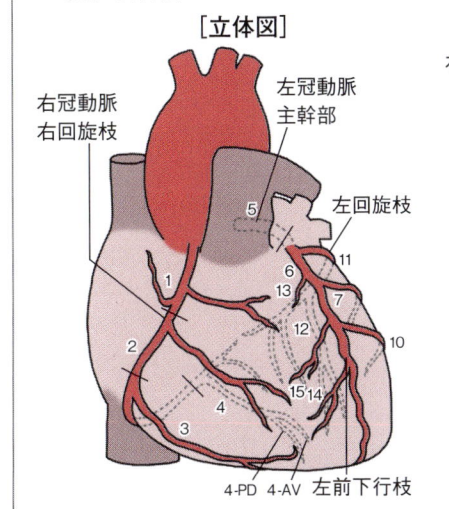

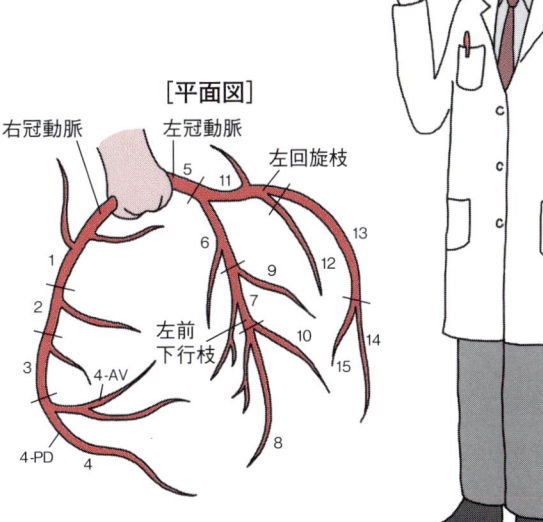

■ **左冠動脈回旋枝**(left circumflex artery：LCX)
- ⑪回旋枝起始部〜鈍縁枝起始部
- ⑫鈍縁枝
- ⑬回旋枝本幹の鈍縁枝起始部以降
- ⑭高側壁枝
- ⑮後下行枝

冠動脈は大動脈基部から左右に分かれ、左はさらに回旋枝と下行枝に分岐します。

Episode 3 過ぎたるは及ばざるがごとし[1]
よりよい結果を求めて起こった合併症

　心臓カテーテル治療は、急性心筋梗塞や狭心症など、疾患そのものが生命の危機にあるため、安全性の確保と合併症を防ぐリスクマネジメントが必要です。繊細かつ慎重な手技が求められます。

症例…何が起こったのか？

50歳代、男性
主訴：心電図異常
冠危険因子：本態性高血圧、喫煙、脂質異常症、糖尿病

　眼科での手術のため、内科で術前検査を受けて心電図異常を指摘された患者さんです。その後の運動負荷心電図で陽性判定となり、冠動脈造影検査を行いました。

　冠動脈造影の結果、下図のように左冠動脈前下行枝#7から#8にかけて、びまん性の狭窄を認めました。

　さらに、右冠動脈近位部には慢性完全閉塞病変を認め、その末梢は左冠動脈前下行枝から側副血行路を通じて造影されていました。

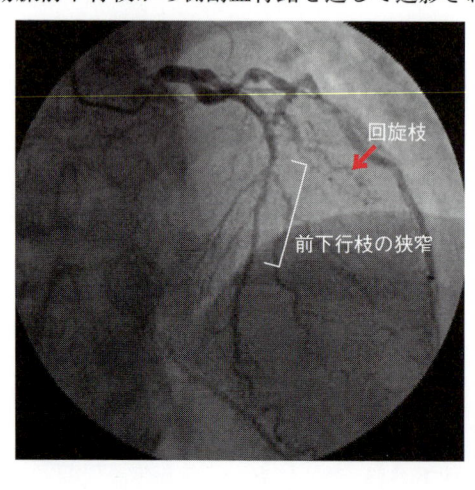

回旋枝
前下行枝の狭窄

左冠動脈前下行枝に比較的長い狭窄病変を認める。

　その後、右冠動脈慢性完全閉塞病変に対して薬剤溶出性ステント[2]（Cypherステント）を4本留置し、左冠動脈前下行枝のびまん性病変に対してPCI（経皮的冠動脈形成術）を行うことになりました。

　薬剤溶出性ステントは、血管に機械的支持を与えるだけでなく、血管が再び閉塞するのを防ぐはたらきをする薬剤が塗布されており、留置後数週

---

[1] 「何事も度を越してしまうと足りないのと同じようによくない」という意味で、PCI（経皮的冠動脈形成術）にも当てはまる名言。英語でいうと"the best(better) is the enemy of good"。

[2] 薬剤溶出性ステントは、血管を開存させておくのにはベアメタルステントよりも効果的だが、別のリスクを伴うこともある。一部の研究では、薬剤溶出性ステントを留置した場合、ベアメタルステントを留置した場合よりも、留置したステント内に血栓が形成されるリスクが高い可能性があることが示唆されている。

間にわたって、薬剤が直接血管壁に溶出します。この薬剤には、ステント留置後、再狭窄を抑制するはたらきがあります。

　Cypherステント（3.0×33mm）を病変へ挿入して12気圧で拡張、インデンテーション（拡張しきれない部分）が残りました。20気圧まで圧を上げると、ステント全体が均一に広がりました。

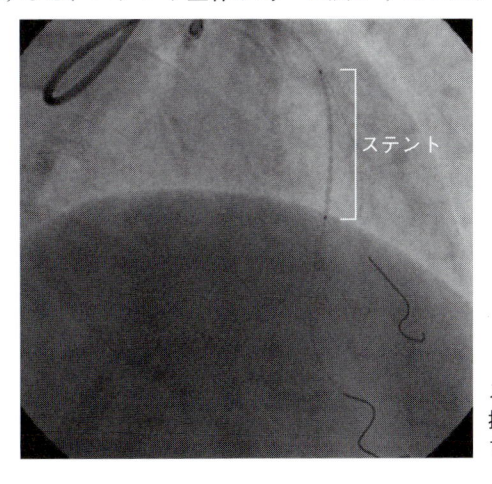

ステントを左冠動脈前下行枝に挿入し、位置合わせ❸を行っている。

❸ ステントをのせたバルーンに付いているマーカーを指標に、ステントを病変の位置にピッタリ合わせる必要がある。

　その直後、留置後ステントのほぼ中間部分より、造影剤の漏出（↓）が見られました。冠動脈穿孔です❹。

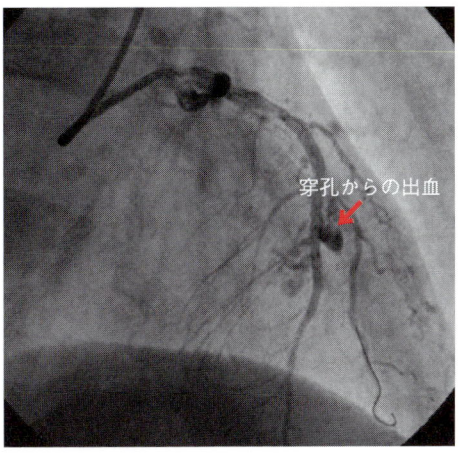

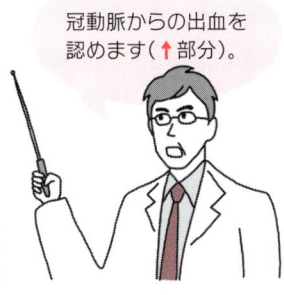

穿孔からの出血

冠動脈からの出血を認めます（↑部分）。

❹ 冠動脈穿孔の分類

	出血の様態
タイプ1	血管外への染み出しが心外膜にとどまっている。
タイプ2	心外膜あるいは心筋への出血：ジェットにはなっていない。
タイプ3	アクティブなジェットとして出血が見られる（1mm以上）。

Ellis SG, Ajluni S, Arnold AZ, et al. Increased coronary perforation in the new device era. Incidence, classification, management, and outcome. *Circulation* 1994；90：2725-2730.より

冠動脈穿孔が起こってしまったら

　ただちにバルーンカテーテルによる止血をし、さらにプロタミン❺によるヘパリンの中和を行います。また、素早くデバイスを交換するために、もう1本ガイディングカテーテルを別のアプローチサイトから入れることも考慮します[文献4]。本症例では、上記の処置を行った後、30分ほどで止血を確認しましたが、血栓により被覆された穿孔部の表面が心拍動に伴い動いていました。

❺ プロタミンはヘパリンの中和剤。副作用はショック、肺高血圧症、呼吸困難などがある。中間型インスリン、二相性インスリン製剤にはインスリンの作用時間を延長する目的でプロタミンが配合されている。そのため、プロタミンにより感作を受けている場合があり、重篤なアレルギー発作を起こすことがある。

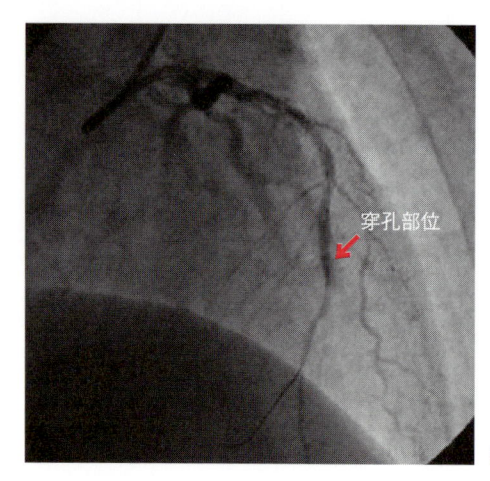

出血は消失している。

　確実な止血を得るために、冠動脈ステントグラフト（人工血管付きステント）❺を使用中のカテーテルから冠動脈内に進めて留置しました。
　カテーテル室で使用する器具には、できれば使わずにすませたいけれど、いざというとき救命に絶対必要なものがあります。冠動脈ステントグラフトもその1つです。カテーテル室に常備してありますが、めったに使うことはありません❻。私自身、使用するのはこの日が初めてでした。

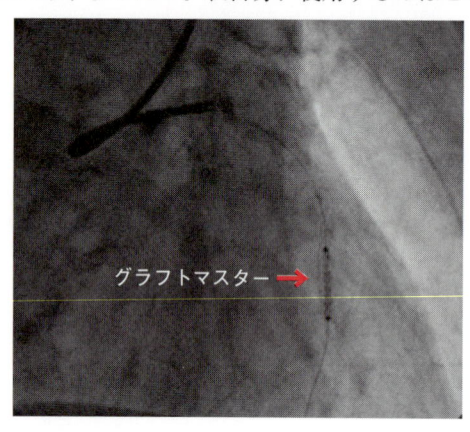

❺ 人工血管付きステントは、冠動脈穿孔部をシールするための血管グラフトと冠動脈ステントが組み合わさって、専用バルーンに装着されている。

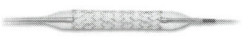

グラフトマスター
（アボット バスキュラー ジャパン株式会社）

止血のため、人工血管付きステントを挿入して位置合わせを行っている。

❻ 冠動脈穿孔が起こる頻度は、PCI全体の0.1～3.0%と報告されている。原因は、ガイドワイヤーに起因するもの、バルーンやステントの過拡張、過剰なロータブレーター治療など。治療として、①プロタミンによるヘパリンの中和、②長時間のバルーンの拡張、③塞栓術（コイル、脂肪片、スポンゼル）、④グラフトマスターによる被覆、⑤外科手術などが挙げられる。

★ **止血後の最終造影**

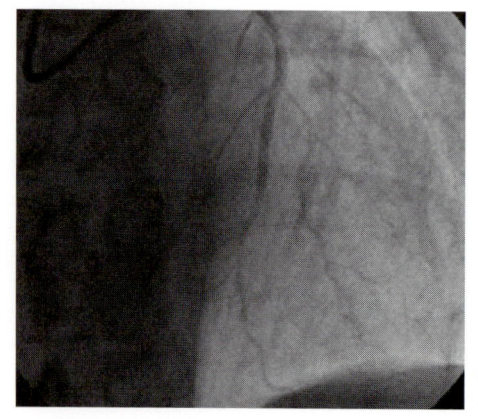

最終造影。止血と冠動脈の拡張が得られている。

バルーンカテーテルで止血時には前下行枝領域の虚血を反映した一時的なST上昇を認めましたが、退室時に心電図は正常化していました❼。

退室時には症状もなく、その後の経過は良好でした。

❼ バルーンカテーテルによる止血中の末梢の虚血を回避する目的で、自己灌流型バルーンカテーテルが使用されることがある。このカテーテルは拡張中にもシャフト内を中枢から末梢に血液を流せるチャンネルがあり、長時間の拡張には便利。

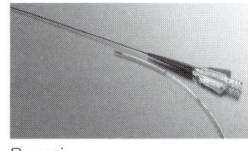

Ryusei
（株式会社カネカメディックス）

★ 経時的心電図変化

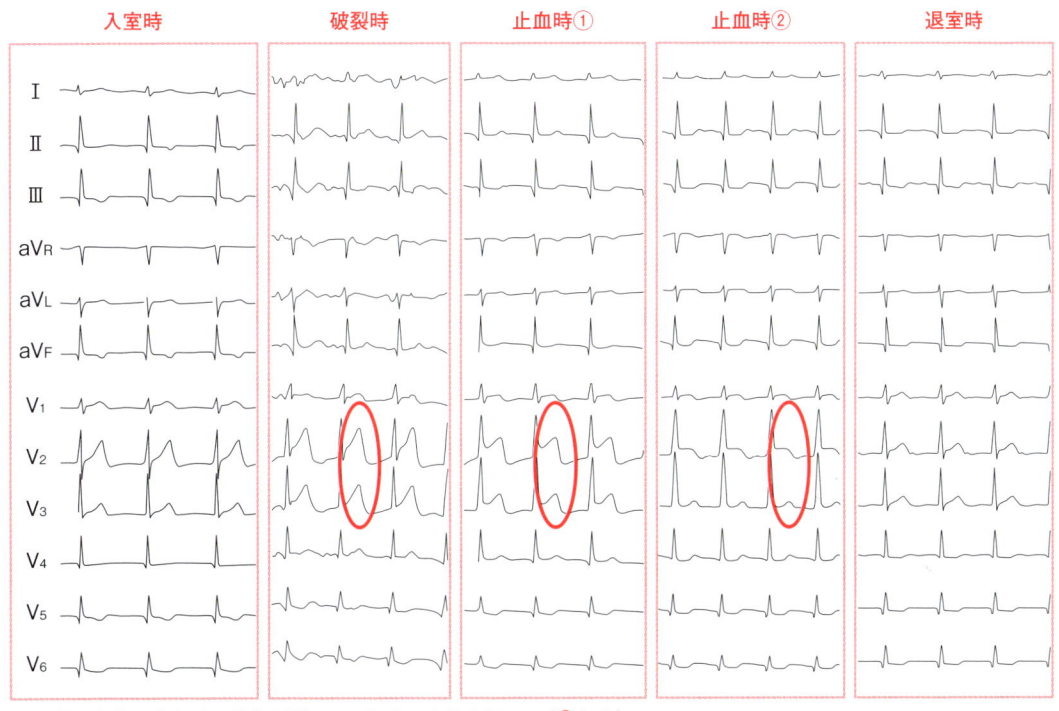

入室時　破裂時　止血時①　止血時②　退室時

血管破裂直後、止血時に胸部誘導でST部分の上昇を認める（○部分）。

Points

- ステント治療の問題点のひとつは再狭窄です。薬剤溶出性ステントの登場で、頻度は劇的に減少しましたが、やはりゼロにはなりません。
- 再狭窄予防のため、ベアメタルステント全盛期によくいわれた言葉は、"Bigger is better"でした。再狭窄の頻度が減るというデータに基づき、可能な限り大きく拡張することが推奨されていました。薬剤溶出性ステントが主流になった現在も、基本的には同じです。
- この症例においても、よりよい結果をめざして大きく血管を広げたのですが、冠動脈の脆弱な部位に負担がかかり穿孔が起こってしまいました。発症時には冷静な判断、素早い処置、そして緊急処置中の患者さんやご家族に対する細やかな配慮が求められます。

Episode 3　過ぎたるは及ばざるがごとし

Episode 4 病は気から[1]
心的外傷から発症する疾患

カテーテル検査を行うため、当院へ紹介入院となった患者さんです。2日前、外出中に普段使い慣れていない和式トイレに入ったところ、立ち上がれなくなり、約1時間トイレの中に閉じ込められていました。その後、知人により発見、救出されました。

翌日からふらつき、動悸を自覚するようになり、ある病院の胃腸内科を受診しました。そこで心電図異常を指摘され、紹介された別の病院で検査した結果、トロポニンT[2]陽性、CPK値の上昇を認めました。

症例…何が起こったか？

70歳代、女性
主訴：動悸
冠危険因子：喫煙
既往歴：胃がん、胆石、子宮破裂、腸捻転、虫垂炎
検査結果
白血球数：7400/μL　赤血球数：444万/μL　CK値：1815IU/L
LDH値：505IU/L　GOT値：106IU/L

電話では急性心筋梗塞の患者さんとのことでした。当院の救急外来でもそのように説明して、あわただしく検査の準備を始めました。

★ 初診時の心電図

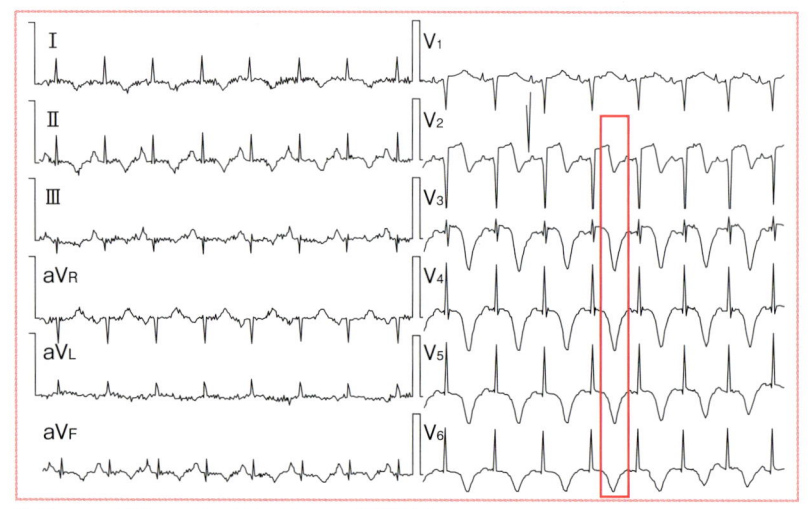

胸部V$_2$-V$_6$誘導でT波の陰転を認める（□内）。

[1] 心配事があったりすると胃が痛んだり、不愉快なことがあったりすると血圧や脈拍が上がったりする。これが昂じると、病気になりやすかったり本当に病気になってしまったりする。

[2] トロポニン（troponin）は横紋筋である骨格筋と心筋のカルシウムイオンによる収縮制御において、中心的な役割を担うタンパク質複合体。トロポニンC、トロポニンI、トロポニンTという構造的にも機能的にも異なる3つのサブユニットからなる。

急性心筋梗塞？　それとも別の疾患？

さっそく冠動脈造影検査を実施しました。

★ 左冠動脈造影

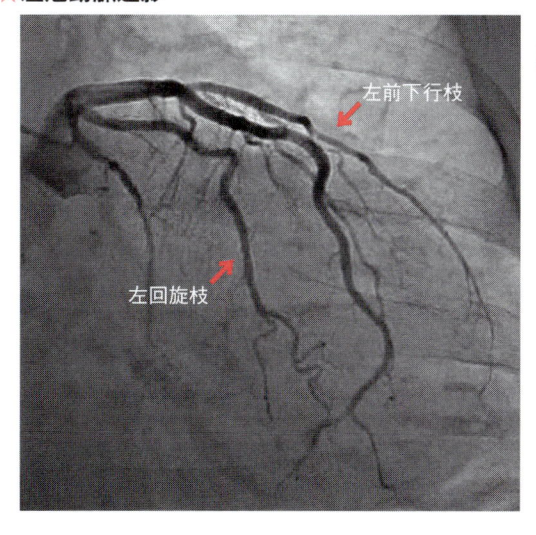

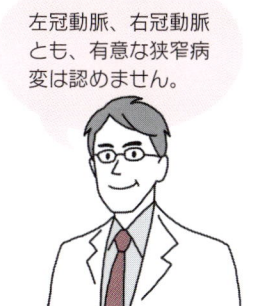

左前下行枝
左回旋枝

左冠動脈、右冠動脈とも、有意な狭窄病変は認めません。

★ 右冠動脈造影

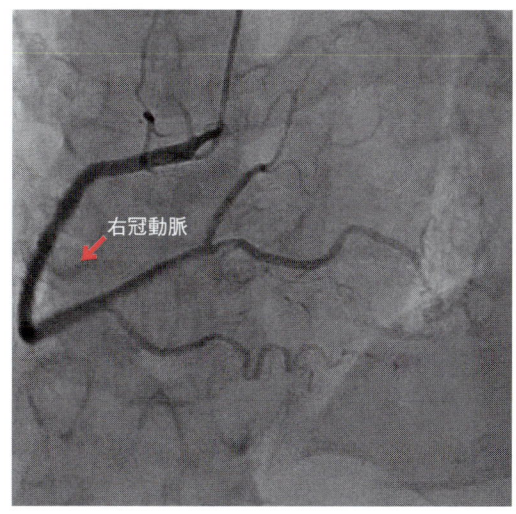

右冠動脈

さて、ここで質問です。この後、何をすればいいでしょうか。

1．症状も軽いので一般病棟に入院してもらう
2．CCUに入院してもらい、ニトログリセリンの持続投与を行う
3．胸部CTを撮る
4．もう一度心電図検査をする
5．左室造影を行う

正解は、「5. 左室造影を行う」です。

★**左室造影（収縮期）**　　　　　　★**左室造影（拡張期）**

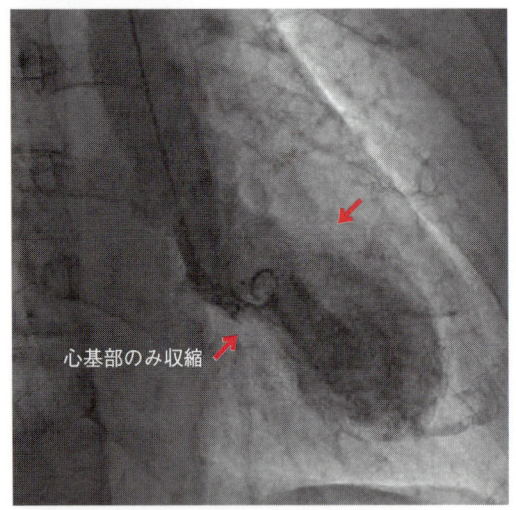

収縮が見られるのは心基部のみである（↑部）。　　　心基部は拡張している。心尖部は変化がない。

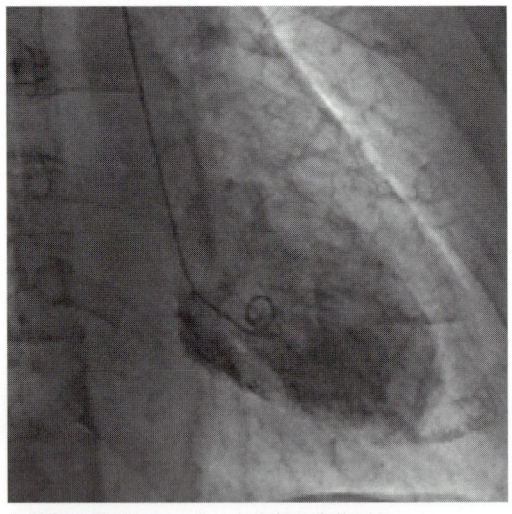

この壁運動異常により、たこつぼ型心筋症❸と診断しました。

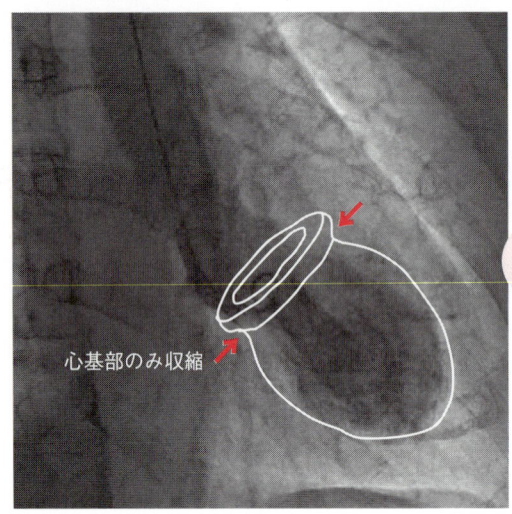

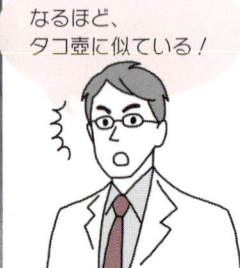

なるほど、タコ壺に似ている！

❸たこつぼ型心筋症は、発見者である医師の佐藤光氏がタコ漁で有名な明石の隣の神戸市出身で、タコ壺の形にヒントを得て命名されたといわれている。

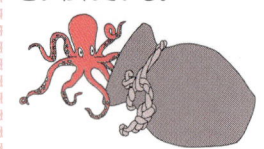

たこつぼ型心筋症の症状は急性心筋梗塞と似ているため、心臓カテーテル検査をするまでわからないことも多いといわれています。

★**たこつぼ型心筋症の主な特徴**

1. 突然の胸痛あるいは胸部症状
2. 心電図変化（ST上昇、異常Q波、T波陰転）❹
3. 心筋酵素の逸脱は明確でないが、左室壁運動異常に合致しない軽微なもの
4. 冠動脈には有意狭窄病変なし
5. 左室心尖部は膨隆し、乳頭筋付着部が開大し、心基部が過収縮した特異な形態の壁運動異常
6. 何らかのストレスで発症することが多い（内因性カテコラミンの過剰分泌）

❹ CK値の上昇が56%、値の平均は480±212IU/L、トロポニンTの上昇72%、ST上昇90%、異常Q波27%、T波陰転44%、ST低下のみ1%とする報告がある[文献5]。

急性心筋梗塞を疑って緊急カテーテル検査を行い、たこつぼ型心筋症とわかるとカテーテル検査室の緊張は少し和らぎました。それは、この疾患の予後が良好だからです。

大部分の患者さんは1週間ほどで心機能も回復し、元気に退院されます。

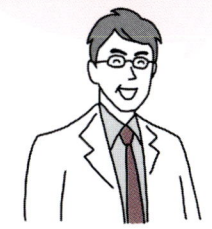

Points

- たこつぼ型心筋症は、何らかの心的外傷を契機に発症することが多く、別名「ブロークン・ハート症候群」といわれています。当院では、飼っていた猫が死んだ、自宅マンションが火事になった、日帰り白内障手術後、夫婦げんかなどのストレスを契機に発症したケースがありました。
- 夫婦げんかの直後に救急搬入された女性は、けんかによるストレスが病気の原因と主治医が説明すると、病室でまた夫婦げんかになってしまいました。心的ストレスによるカテコラミンの過剰分泌が発症の原因と考えられているたこつぼ型心筋症は、"病は気から"の典型例といえます。

Episode 5

虫の知らせ[1]
画像や心電図で異常がないのに意識消失

　救急患者の中には、一時的な意識消失発作で来院する人がいます。ひと口に意識消失発作といっても、さまざまな原因が考えられます。また、意識が回復した人の頭部CTを撮っても何も見つからないことがほとんどです。

　自宅で意識混濁を認めて救急車で来診したこの患者さんも、来院時の意識は正常で、症状もありませんでした。

[1] 予感のこと。通常はよくないことが起きることを予感する場合をいう。例えば、何となく気になって離れて暮らす兄弟に電話をしたら、よくない出来事が起きていたとか。医療の世界でも、気になったことをチェックすることは大変重要である。

症例…何が起こったのか？

80歳代、女性
主訴：胸痛、意識消失発作
現症：血圧138/88mmHg、SpO$_2$ 90% ルームエアー
既往歴：狭心症（PCI歴あり）

　80歳代と高齢でしたが、しっかりとされた患者さんでした。胸苦しさを感じた直後に意識がなくなったとのこと。その後の記憶ははっきりしていて、ご家族が救急車を要請して当院に来院されました。来院時はバイタルも安定していました。

★ 初診時胸部X線

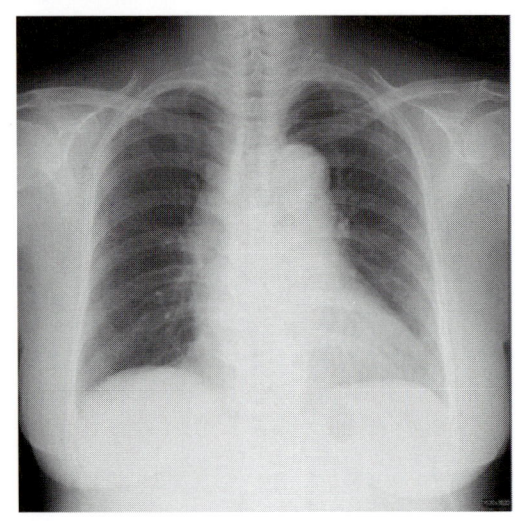

明らかな異常は認められない。

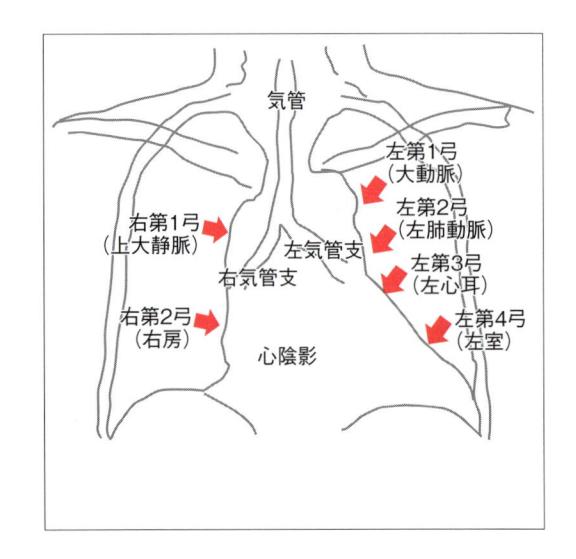

（図中ラベル：気管、右第1弓（上大静脈）、右気管支、右第2弓（右房）、心陰影、左第1弓（大動脈）、左第2弓（左肺動脈）、左気管支、左第3弓（左心耳）、左第4弓（左室））

★初診時心電図

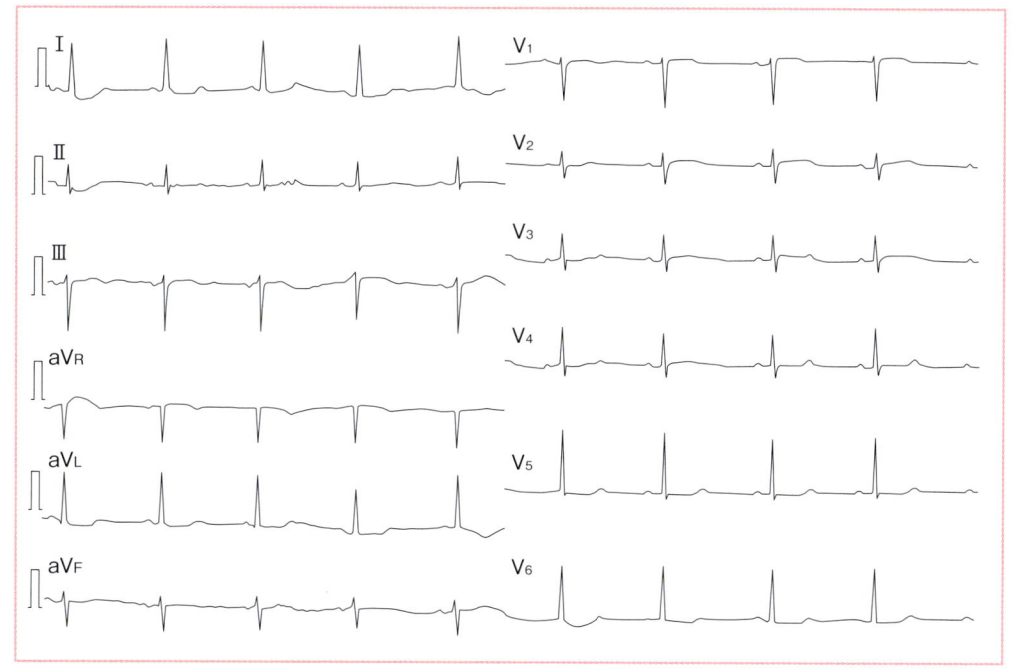

ST部分、T波に明らかな異常は認められない。

引き続き頭部CTを撮った当直医師は出血がないと判断して、観察入院を勧めました。

★頭部CT

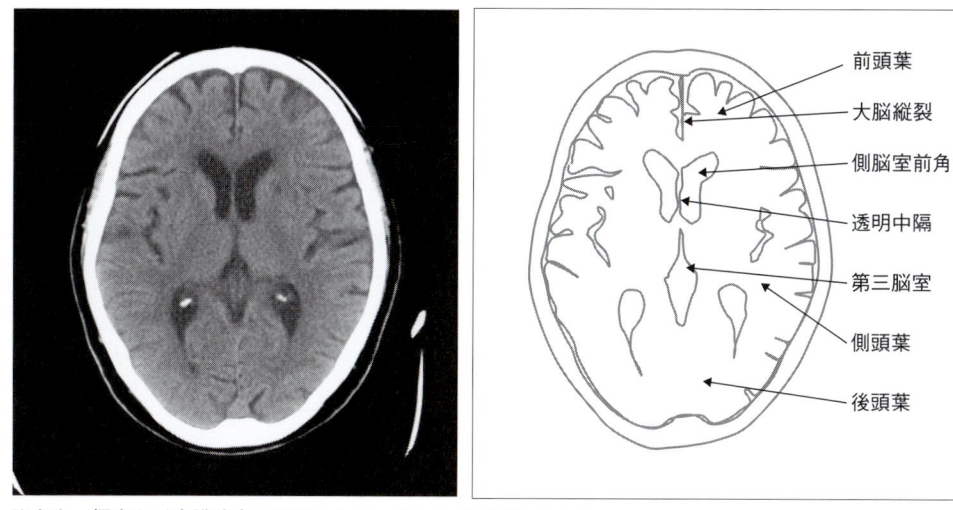

前頭葉
大脳縦裂
側脳室前角
透明中隔
第三脳室
側頭葉
後頭葉

脳出血、梗塞など意識障害の原因となるような所見は認められない。

Episode 5 虫の知らせ

軽度の心電図異常に、"虫の知らせ"で胸部CTをオーダー

翌日、患者さんはとても元気で、歩いてトイレに行っていました。そのまま退院もできそうな様子でした。

ところが、心電図を見ると、V_3-V_5 で新たな軽度のST-Tの変化を認めました。

★ 入院翌日の心電図

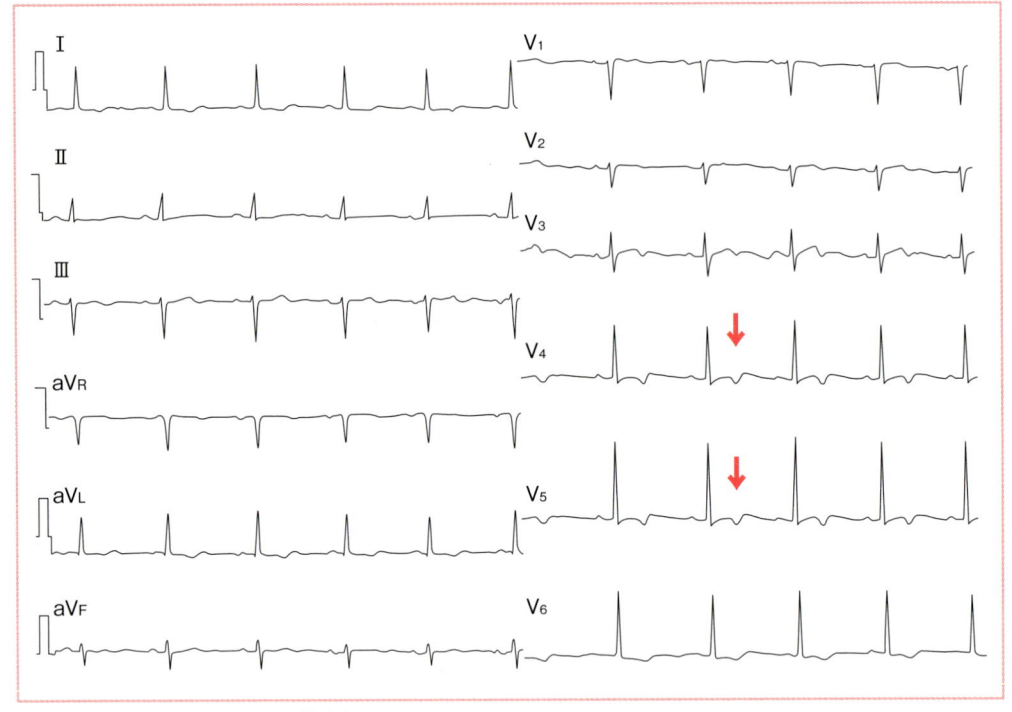

胸部誘導でT波の陰転を認めた（↓部）。

主治医である私は、胸部CTをオーダーしました。理由はただなんとなく、「ひょっとして……」と虫の知らせがしたのです。

CT❷の結果、上行大動脈の壁に一部CT値の高いところが見られました[文献6]。

❷ 最近のマルチスライスCTでは、急性大動脈解離の大部分は造影剤なしでも診断可能なことが報告されている[文献1]。

★ 胸部単純CT

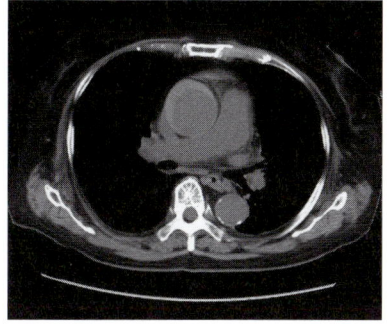

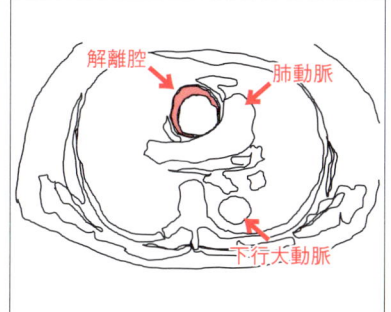

上行大動脈7時から2時方向にかけて、三日月状に動脈壁が肥厚している（● 部分）。

さらに、マルチスライスCT❸による造影CTを撮りました。

★ 胸部造影CT

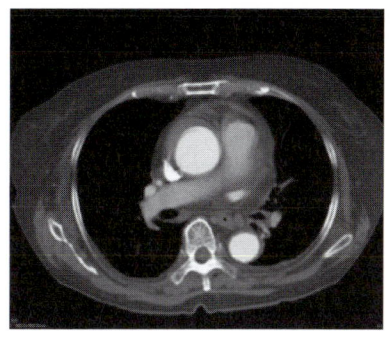

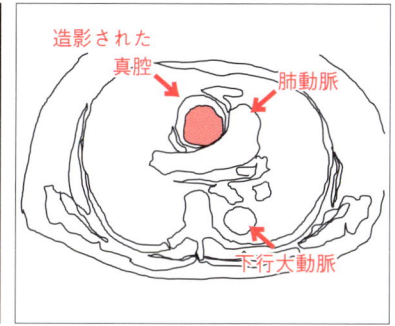

上行大動脈真腔が造影され、解離腔が造影されていない。解離腔が血栓で閉塞していることを示している。

★ 胸部CT拡大図（右冠動脈入口部）

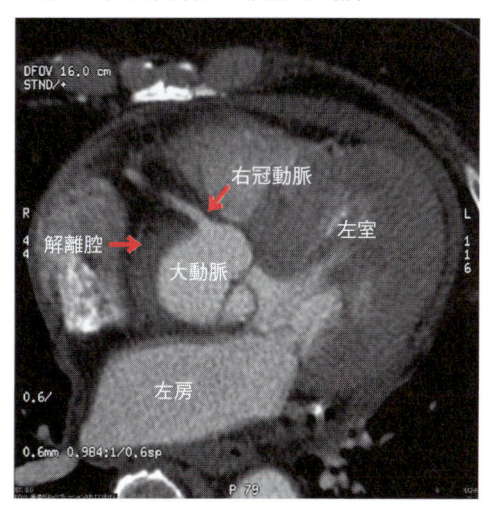

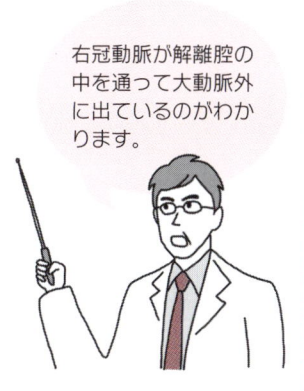

右冠動脈が解離腔の中を通って大動脈外に出ているのがわかります。

❸ 複数の検出器を備えたコンピューター断層撮影装置（CT）。1回の走査で複数の断層画像を撮影できるため、短時間で鮮明な画像が得られる。動きのある心臓の冠動脈も正確に撮影できるため、冠動脈の検査に使用されている。64列から320列までの多列検出器CTが使われることが多い。

Episode 5　虫の知らせ　29

CT検査により上行大動脈解離と判明

　これらのCT検査の結果、右冠動脈起始部を巻き込んだ上行大動脈解離❹と判明しました。心嚢水の貯留も認めています。

　患者さんは緊急手術のため、大学病院に転院となりました。上行大動脈解離の生命予後は、下図に示すとおり、手術を受けない場合は不良です。内科的治療を選択した場合、死亡率は2日目で30%を超え1か月で50%を超えるといわれています[文献7]。

　この患者さんを思い出すと、宗教心の薄い私でも、神様の存在を意識せずにはいられません。

❹急性大動脈解離の分類（スタンフォード分類）

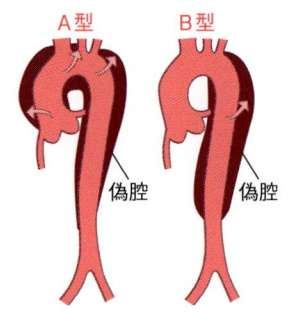

A型　　B型

偽腔　　偽腔

★上行大動脈解離の生命予後

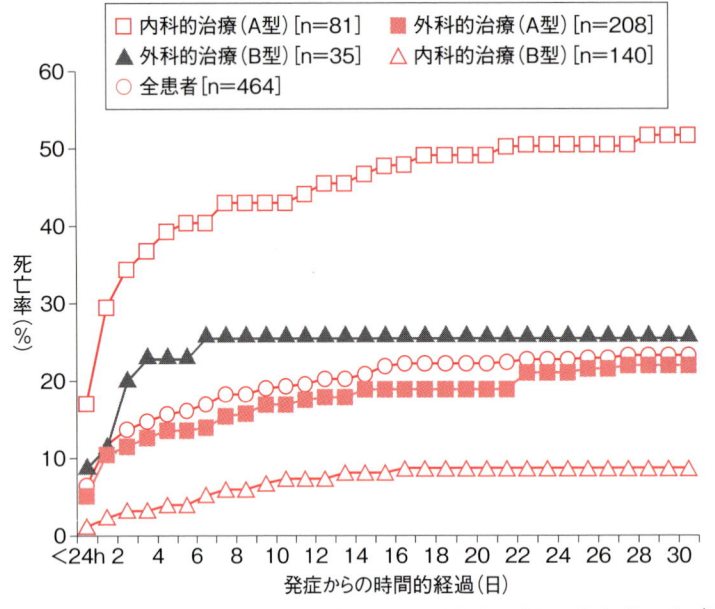

□ 内科的治療(A型)[n=81]　■ 外科的治療(A型)[n=208]
▲ 外科的治療(B型)[n=35]　△ 内科的治療(B型)[n=140]
○ 全患者[n=464]

死亡率(%)

発症からの時間的経過(日)

Hagan PG, Nienaber CA, Isselbacher EM, et al：The International Registry of Acute Aortic Dissection (IRAD)：new insights into an old disease. *JAMA* 2000；283：897-903. より

Points

- この患者さんは初発の意識障害以外の症状がほとんどありませんでした。そのため診断が遅れましたが、大事に至ることなく大動脈解離に対する開心手術を行うことができました。
- 胸痛を主訴とする3大心臓救急疾患は、①急性心筋梗塞、②肺塞栓、③急性大動脈解離です。いずれも診断の遅れが命にかかわります。これらの疾患には、本症例のように非典型的な症状を呈する場合があり、診断は非常に困難です。
- そのため、この3疾患を鑑別する検査方法として、最近はマルチスライスCTによりすべてを一度に検査するtriple rule outという方法が推奨されています[文献8]。

ADVANCE COLUMN　左脚ブロックと右脚ブロック

危険なのはどっち？

　検診などで心電図異常が見つかり来院する人はたくさんいます。中でも多いのが、脚ブロックを指摘されたというケースです。外来で心電図をとり完全右脚ブロックであれば、多くの場合、問題ありません。右脚ブロックは特別な心疾患がない人でも1％程度に見られます。

　問題は、完全左脚ブロックです。左脚は心臓の中心を担う左室の広い範囲を受け持つため、右脚に比べて本来は丈夫にできています。その左脚にブロックを生じるということは、深刻な疾病の合併を反映している場合が多いのです。

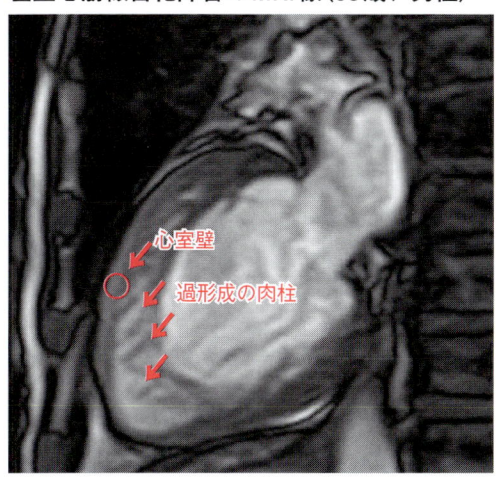

左室の心筋が緻密に育たない疾患

　68歳の男性で、心電図異常のため近くの病院から紹介されたAさんも、精査の結果は左脚ブロックでした。心エコー検査では左室駆出率23％と、著明な左室壁運動の低下を認めました。左室の壁はとても分厚く見えます。

　MRIを撮ると、エコーで分厚い心室壁に見えたのは、実は肉柱が過形成となっている心尖部でした。肉柱の隙間には血液が入り込み、心室壁は非常に薄くなっています。診断は左室心筋緻密化障害でした。

　胎生期に粗い網目状である心筋線維は、発育とともに密となり内腔面が平滑な構造となります。これが障害されたのが左室心筋緻密化障害であり、特発性心筋症の1つに分類されています。断層心エコー、MRIまたは左室造影により、左室内面の肉柱形成とその間の深い陥没を証明することで確定診断されます。

　左室心筋緻密化障害は、心室内の複雑な構造のため血栓が形成されやすく、症例により抗凝固療法が選択されます。Aさんも、外来でワーファリンによる抗凝固療法を受けています。

左室心筋緻密化障害のMRI像（68歳、男性）

心室壁
過形成の肉柱

左室心筋緻密化障害の心電図所見

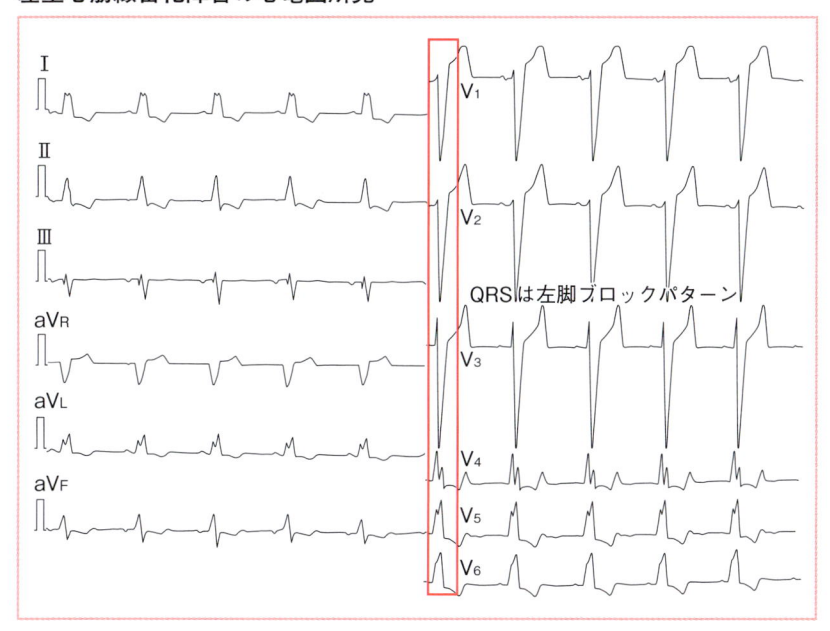

QRSは左脚ブロックパターン

Episode 5　虫の知らせ

Episode 6 検査結果の不一致
心電図上肥大所見のない心肥大

　ある年の冬、その患者さんは気分不良、冷感を自覚して某病院循環器内科を受診しました。入院していろいろと精査を受けましたが、異常は指摘されませんでした。
　しかし、その後も労作時の息切れが持続するため、当院を受診しました。

> **症例…何が起こったのか？**
>
> **70歳代、男性**
> 1年ほど前から坂道を登ると息が切れるようになってきた。さらに軽労作で冷汗を認めることがあり、近くの病院に入院して検査を受けたところ、ペースメーカーの手術を勧められた。家人の勧めもあり当院外来を受診した。
> **主訴**：意識消失
> **既往歴**：特になし
> **冠危険因子**：喫煙歴

心電図では、明らかな左室肥大の所見は見られませんでした。

❶ V_5のR波の高さとV_1のS波の深さとの合計

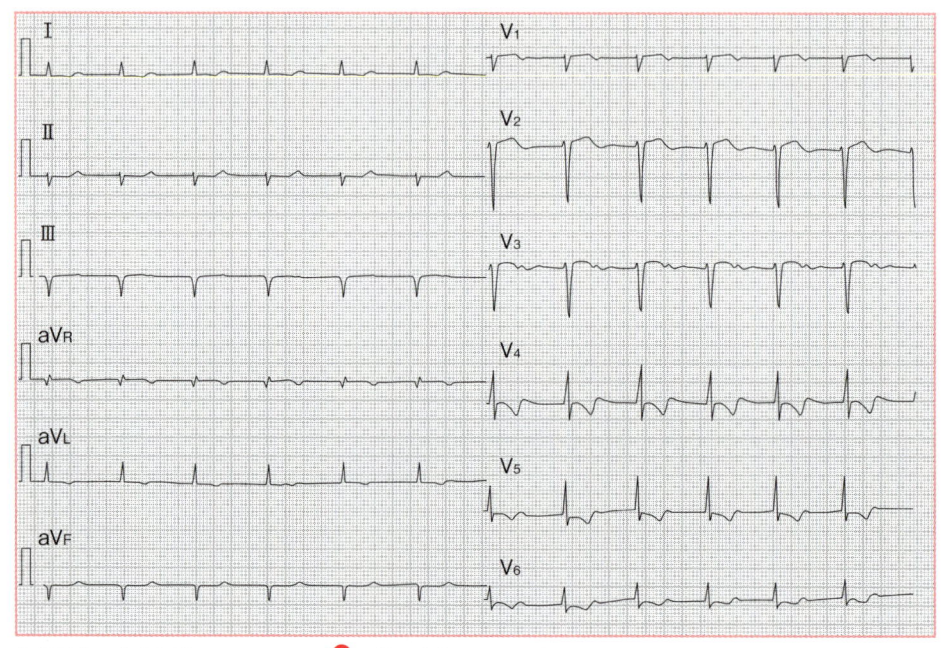

心電図上の左室肥大はRV5＋SV1❶の値で決定する。日本人の場合、40mm以上（30歳以下の男性では50mm）が左室肥大と診断される。本症例では26mmだった。

左冠動脈造影、右冠動脈造影でも明らかな異常は見られません。

★ **左冠動脈造影**

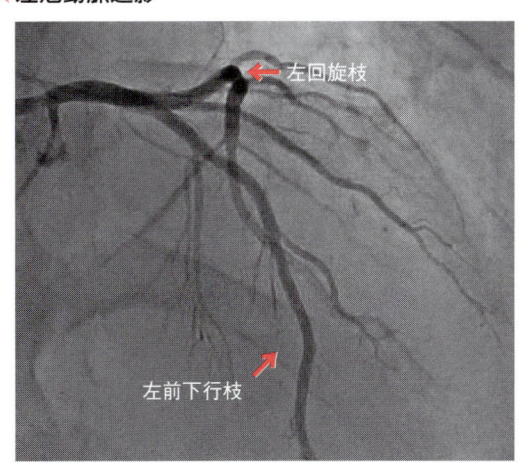

★ **右冠動脈造影**

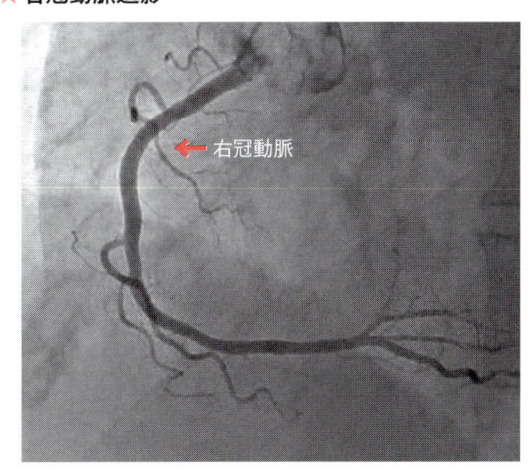

ところが、心エコーを行うと左室肥大❷が見られました。

★ **心エコー（長軸）**

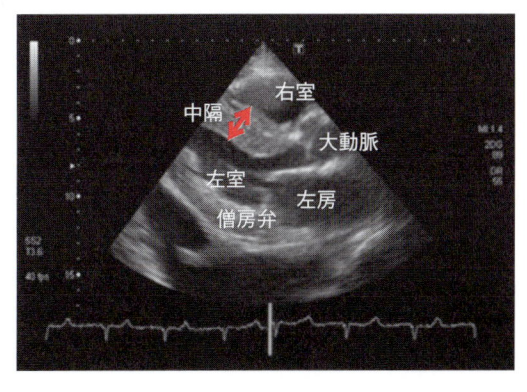

左室壁の著明な肥厚を認める。中隔は23mmであった（正常値は6〜11mm）。

❷ 心エコーなどで左室壁の肥大を示す病変は、高血圧性心肥大の他、大動脈弁狭窄症、肥大型心筋症、心アミロイドーシス、ファブリー病などがある。

左心室の壁厚の正常値は 6 〜 11mm です。壁厚が増すと収縮時の心筋の起電力が増大してその結果、心電図上 QRS の電位が大きくなります。

★左室肥大と心電図

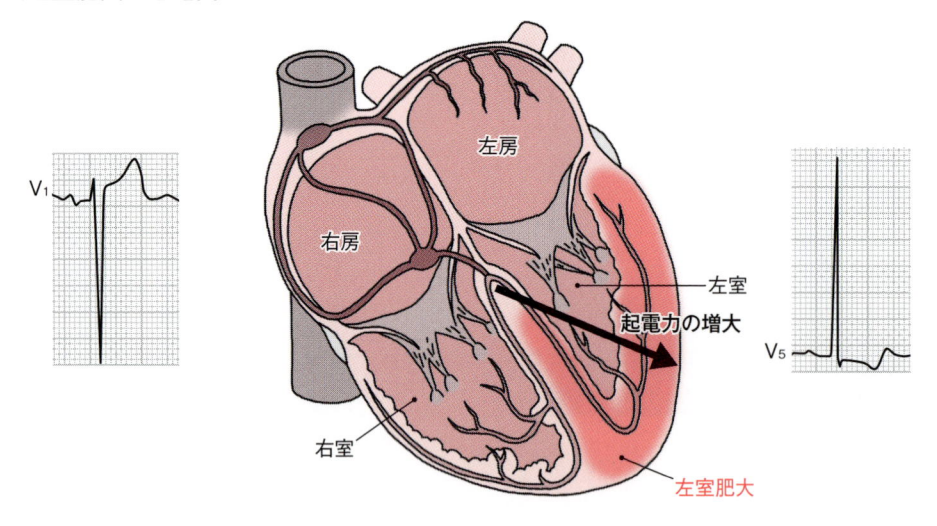

しかし、この患者さんの場合、心電図では左室肥大所見は見られません。

★心肥大の心電図（胸部誘導）

高血圧性心肥大の患者の心電図　　本症例の患者の心電図

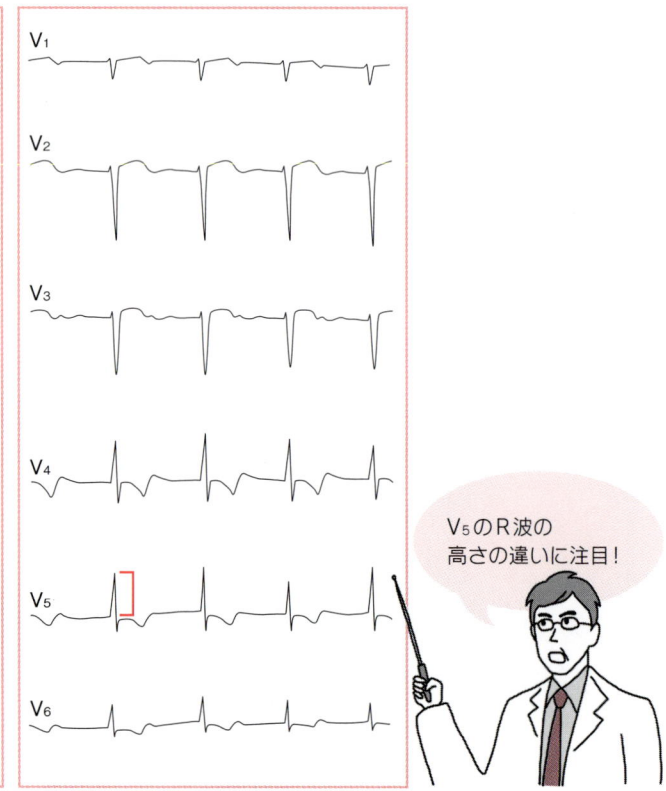

V₅のR波の高さの違いに注目！

原因を調べるために、心筋生検を行いました。

心筋生検とは、内視鏡下で心筋を少量採取して、病理組織学的診断を行う検査です。心臓移植後の拒絶反応の有無のチェックや心筋炎、心アミロイドーシス、心サルコイドーシスなどの疾患、アドリアマイシン（抗がん剤）による心筋障害を診断する際にも行われます。

★心筋生検

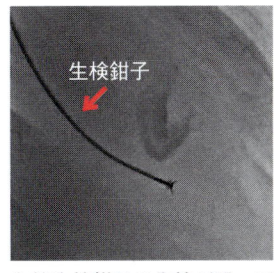

生検鉗子

心筋生検鉗子の先端が開いて心筋を採取するところ。

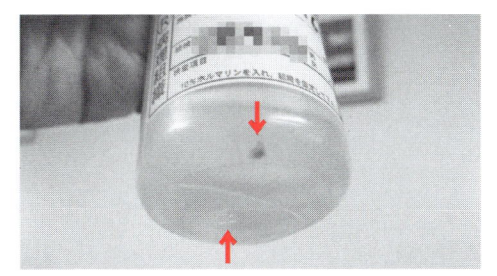

ホルマリン固定された心筋片。

心筋生検の結果は、心アミロイドーシスでした。

心アミロイドーシスとは？

心アミロイドーシスは、心筋細胞がアミロイド❸に置き換わることにより、心室の壁が厚くなり、左室腔が拡張する能力（血液を左房から吸い込む力）が低下します。病状が進行すると収縮する力も落ちてきて、その結果、心不全となります。

また、刺激伝導系にアミロイドが蓄積することもあり、その場合にはさまざまな不整脈が起こります。心アミロイドーシスはこれらの全身性アミロイドーシスが部分的に現れた症状であり、沈着するアミロイドの種類によって臨床所見や予後が異なります。

その後、この患者さんは外来通院中に自宅で意識消失発作を起こし、ホルター心電図の結果、約6秒間の心停止を認めました。

❸ある特定の構造をもつ水に溶けない線維状の異常タンパク質。器官にアミロイドが異常に蓄積すると、さまざまな臓器障害の原因となることが知られている。

★ホルター心電図

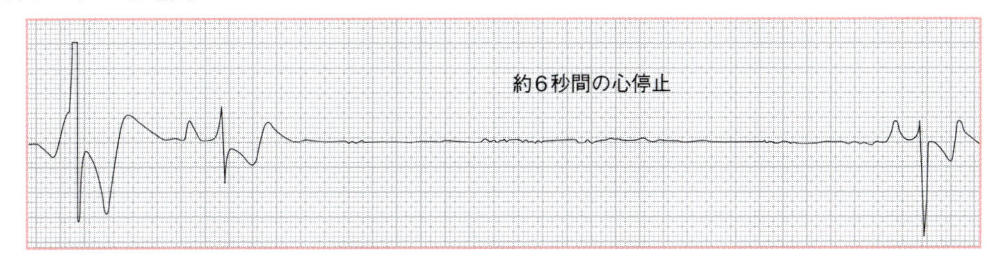

約6秒間の心停止

その結果、ペースメーカー植込み術を行いました。

★ペースメーカー植込み術後の胸部X線

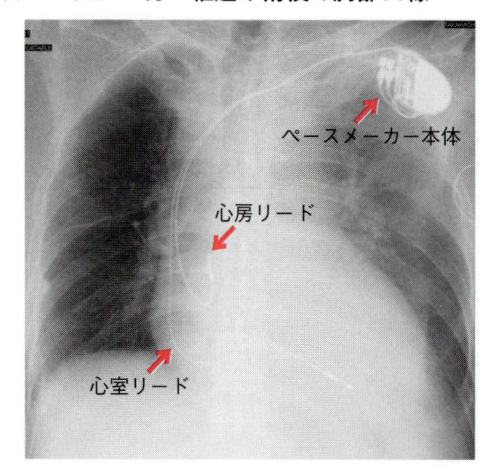

心陰影の拡大を認める。

心アミロイドーシスは予後不良の疾患であり、心不全発症後の生命予後は通常6〜12か月といわれています。この患者さんも数か月後に亡くなられました。

> **Points**
> - 本症例は、心エコーで左室の壁厚が増大しているのに心電図上の心肥大所見が見られませんでした。
> - 通常の左室肥大は左室の心筋細胞が増え、その結果左室の厚みが増した状態となります。左室が圧力を加えないことには血液を大動脈側に送り出すことができない状態となり、そのため左室心筋が分厚くなるもの(高血圧や大動脈弁狭窄症など)と、左室心筋細胞そのものが変性し厚みを増すもの(肥大型心筋症)があります。いずれの場合も、生み出す電気的エネルギー量が増大し、心電図のR波やS波が大きくなります。
> - 同じように左室の厚みが増大する場合でも、異常タンパク質の蓄積が原因の場合は、電気エネルギー量の増加が見られず、心電図とエコー所見が一致しなくなります。このような場合は心アミロイドーシスのほか、ファブリー病などを疑います。

Episode 7 予期せぬ出来事
ペースメーカーが入っているのに心停止

外来中、ある総合病院の循環器内科の医師から電話がかかってきました。

ある病院の医師	「先日、意識消失で外来に来られた患者さんなんですが、ホルター心電図をとると心停止が9秒以上あるんです」
私	「ええ!? 心停止が9秒もですか？」
ある病院の医師	「今までに3回失神で倒れているようです」
私	「そうなんですか」
ある病院の医師	「そちらへ転院は可能でしょうか？」
私	「もちろん可能です。よろしくお願いします」
ある病院の医師	「あっ、言い忘れましたけど、そちらで今年の2月にペースメーカーを入れたそうですので」
私	「……」

症例…何が起こったのか？

70歳代、女性
主訴：失神発作
現病歴：数日前からめまい、息切れを認めた。他院でホルター心電図を施行したところ9秒の心停止を認めた。8か月前に当院で永久ペースメーカー移植術を施行した。

心電図を見ると、ペースメーカーが入っているにもかかわらず、確かに9秒の心停止を認めています。

★当院へ転院時の心電図

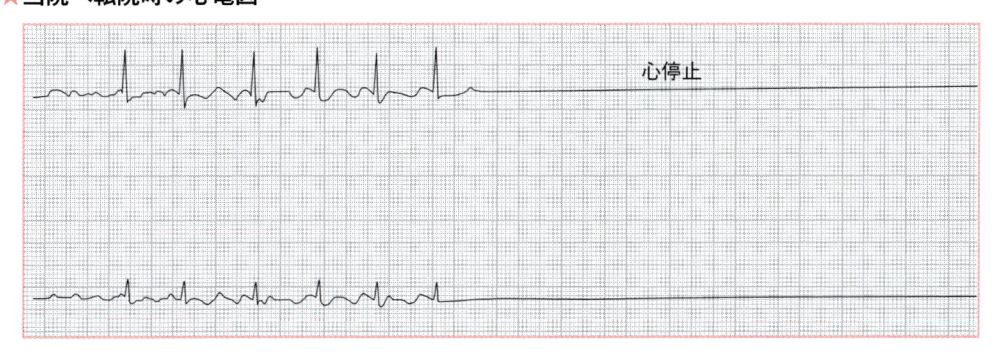

さっそくX線を撮りました。

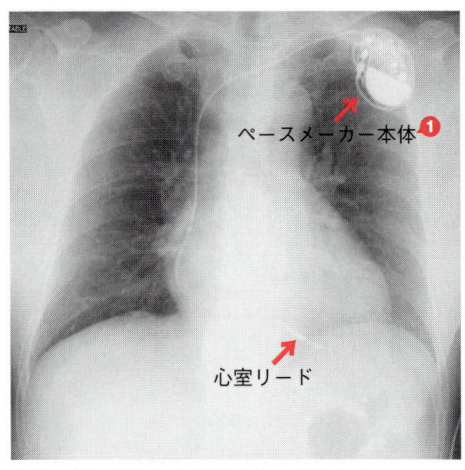

ペースメーカーの種類は「VVI」
（BASIC COLUMN参照）

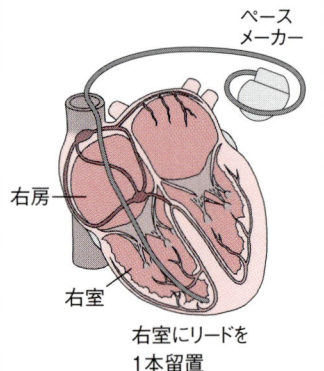

胸部X線。軽度の心陰影の拡大を認める。

右室にリードを1本留置

❶ ペースメーカーは、ペースメーカー本体（写真は一例）とリードから構成される。リードの数は1本と2本の場合があり、目的に応じて使い分ける。

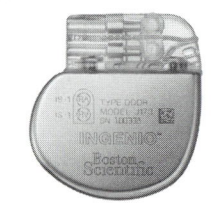

INGENIO™
（ボストン・サイエンティフィック ジャパン株式会社）

よく見ると、リードが鎖骨の下で断線しています（↑部）。

　ペースメーカーのリードは、鎖骨と肋骨の間の狭い隙間を通って右室に入っています。この部位の広さは人によってさまざまですが、上肢の運動により摩擦でリードが損傷し、断線が起きるとされています。

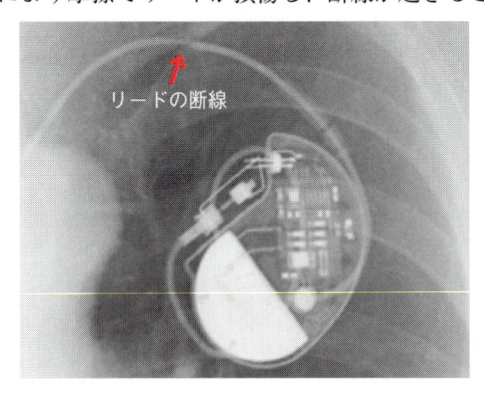

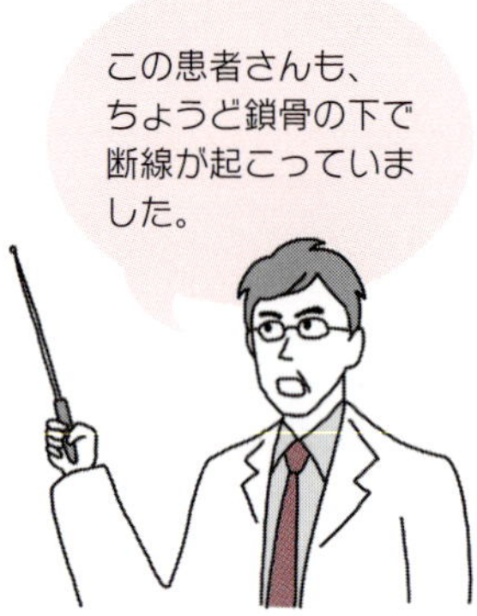

この患者さんも、ちょうど鎖骨の下で断線が起こっていました。

　ペースメーカー不全❷と診断し、再度リードを右鎖骨下静脈から挿入しました。ペースメーカー本体は取り出して、そのまま右に入れ替えました。

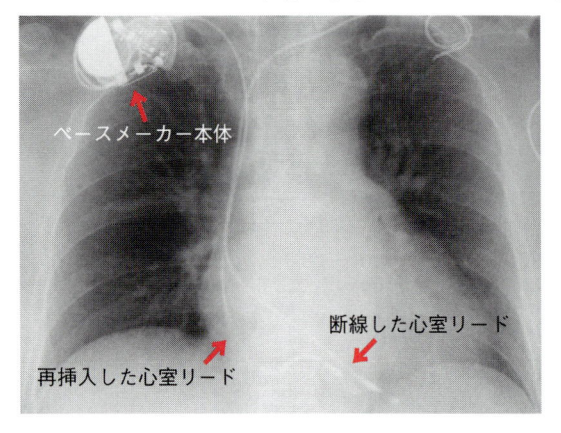

❷ ペースメーカー不全の主な原因
①ペースメーカー本体の問題（電池の消耗、ペースメーカー本体の故障など）
②リードの不具合（断線、皮膜破損、電極離脱など）
③その他（重症不整脈など）

Points

- ペースメーカートラブルで一番多いのが、リードの断線です。断線すると、センシングやペーシングに支障をきたします。断線や電極離脱は多くの場合、胸部X線で確認できます。
- リードの表面に摩擦による損傷が起こるとペースメーカーチェックやホルター心電図で異常が見つかることが多いので、定期的な検査が必要です。
- 患者さんに失神やめまいがなかったかなど、病歴聴取も重要です。

BASIC COLUMN ペースメーカーの種類

　ペースメーカーの種類はアルファベット3文字で表記され、「VVI」「DDD」「AAI」「VDD」の4種類があります。

　患者にどのようなペースメーカーが入っているかは、ペースメーカー手帳で確認します。

　しかし、ペースメーカー手帳がない場合はどうするのでしょうか。その場合はX線写真を見ます。じつはペースメーカーの内部にはX線不透過のX線識別マーカーがプリントされており、その記号番号でペースメーカーの種類が特定できるのです。

ペースメーカーの認識マーカー

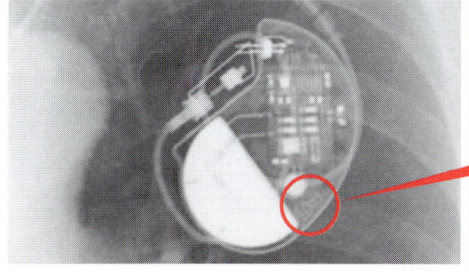

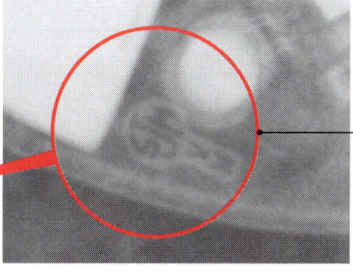

SJM（メーカー名）
VWと読める

ペースメーカーのモード表示コード

1文字目 刺激電極の部位	2文字目 感知電極の部位	3文字目 自己心拍を感知した際の応答様式
A（atrium）：心房 V（ventricle）：心室 D（double）：心房と心室両方	A（atrium）：心房 V（ventricle）：心室 D（double）：心房と心室両方 O（none）：どの位置の監視もしない	I（inhibited）：自己波が出たときは、電気刺激を出さない（抑制）。自己波が出なければ、設定された時間後に電気刺激を出す T（triggered）：感知位置で自己波を感知したあとに電気刺激を出す（同期） D（double）：抑制と同期、両方の反応をする。自己波が出たときは電気刺激を出さず、自己波が出なければ設定された時間後に電気刺激を出す。さらに、自己波をトリガーに、必ず電気刺激をすることもできる O（none）：自己波にかかわらず、常に決まったリズムで電気刺激を出してペーシングする

Episode 8

トイレという空間
長時間、乗り物に乗っていなくても危険

　その患者さんは朝、トイレで排便後、動悸、呼吸困難が出現し、その後失神しそうになり救急車を呼びました。
　当院来院時、意識は声明、四肢冷感著明で顔面は蒼白でした。

> **症例…何が起こったのか？**
> 80歳代、女性
> 主訴：動悸、呼吸困難
> 血圧：126/33mmHg、心拍数：60/分、SpO$_2$：99%
> 冠危険因子：なし

初診時の心電図です。

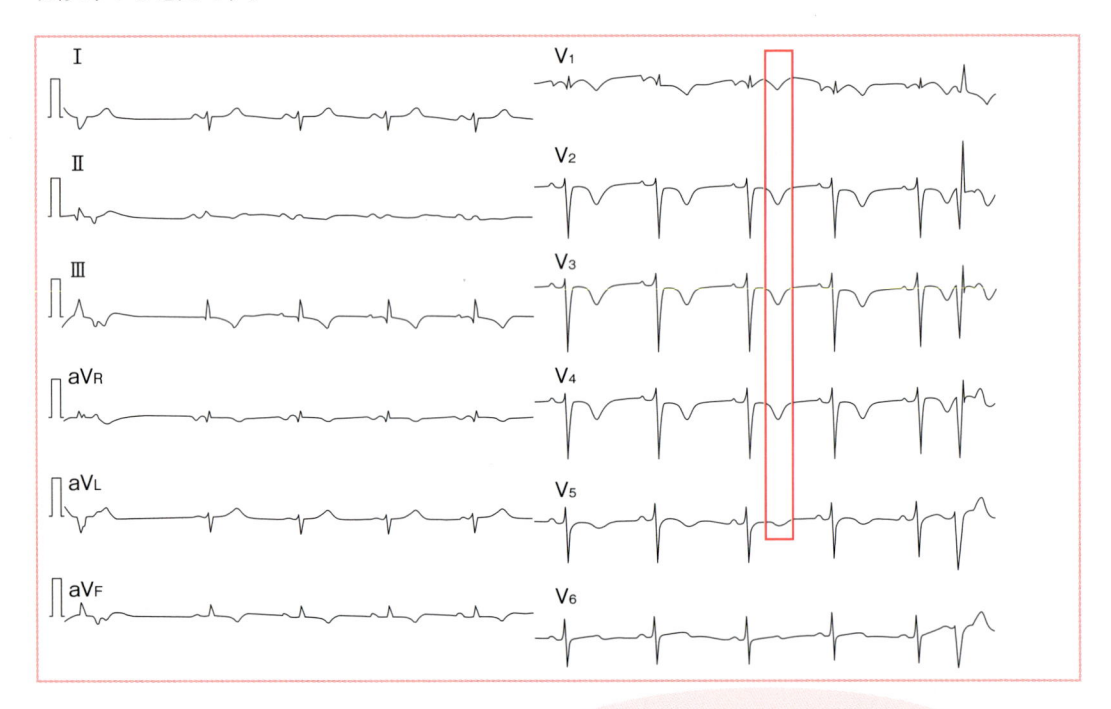

V$_1$-V$_5$でのT波の陰転を認めます（☐内）。

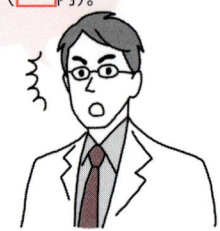

心エコーを行いました。この時点で肺塞栓を強く疑いました。なぜでしょう。答えは最後に述べますね。

★ 心エコー

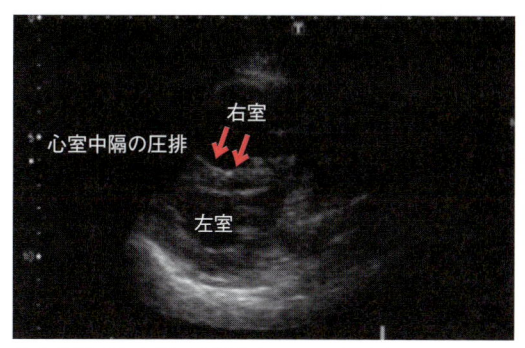

心室中隔が左室側に圧排されている（↓部）。

造影CTでは肺動脈に塞栓の所見を認めました。

★ 造影CT

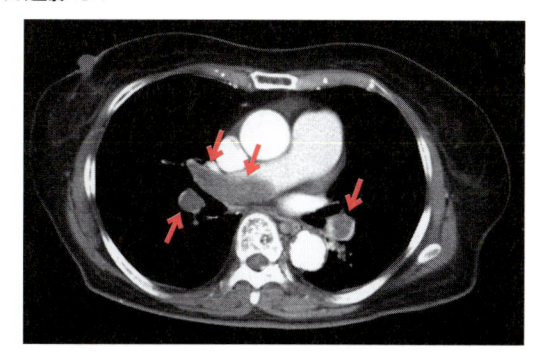

肺動脈塞栓の所見を認める（↓の指す黒い部分）。

長時間の同じ体勢は肺塞栓のリスクに

造影CT検査の結果、やはり症状の原因は肺塞栓であることがわかりました。

ただちに組織プラスミノーゲン活性化因子（t-PA）❶を点滴静注して、血栓溶解を図りました。

❶ 組織プラスミノーゲン活性化因子（tissue plasminogen activator：t-PA または PLAT）は、線溶系に関与するセリンプロテアーゼの1種である。ウロキナーゼ（uPA）と同じく、プラスミノーゲンを活性化することでフィブリンを分解させ、血栓溶解剤として塞栓症および血栓性疾患（心筋梗塞・脳梗塞）の治療に使われる。

さらに肺塞栓再発予防のため、下大静脈フィルター❷を挿入しました❸。

★下大静脈フィルター留置後の腹部透視画像

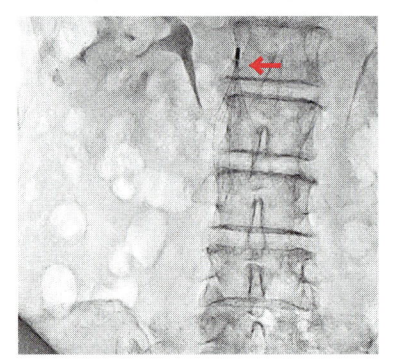

下大静脈フィルターが傘のように開いている（←部）。

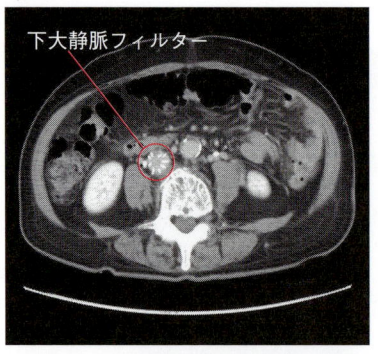

ちなみに、CTで見るとこんな感じ。

もう一度、心電図を見なおすと、この患者さんではI誘導で深いS波と深いQ波、III誘導で陰性T波を認めました❹。

★初診時の心電図拡大

これは典型的な肺塞栓の心電図です。

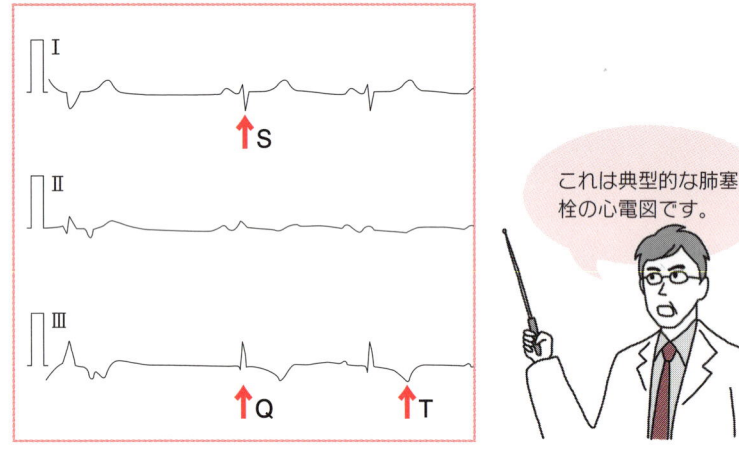

I誘導で深いS波、III誘導で異常Q波と陰性T波が認められる。

肺塞栓は、長時間同じ体勢でいることが原因といわれ、特に乾燥している飛行機、とりわけ座席の狭いエコノミークラス席で発症する確率が高い❺ことから、エコノミークラス症候群とも呼ばれます。

---

❷ 下大静脈フィルターは、深部静脈血栓由来の急性肺塞栓症の予防目的として使用される。カテーテルを挿入してフィルターを下大静脈に留置し、血栓を捕捉する（写真は一例。Cook Medical社）。

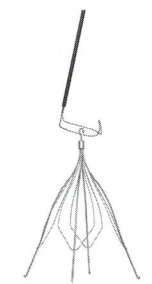

❸ 下大静脈フィルターは腎静脈の直下に留置する。一度に大きな、あるいは多量な血栓が流れると、フィルターの部分で下大静脈が閉塞してしまうことがある。腎静脈合流部より上に留置していると下大静脈閉塞に伴って腎静脈も閉塞し、腎臓がうっ血して腎不全を起こす可能性がある。

❹ 「SIQIIITIII」の典型的な心電図変化を呈する肺塞栓は、全体の10〜20％といわれている。

❺ ファーストクラスやビジネスクラス、列車やバスなどでも発症する可能性があり、タクシー運転手や長距離トラック運転手の発症も報告されているため、最近は「ロングフライト血栓症」ともいわれる。

長距離の移動中にアルコールを飲んだりすると脱水が起こりやすく、肺塞栓発症のリスクが高まります。予防には、十分な水分補給と時間ごとの下肢運動が効果的❻です。

　この患者さんの場合、トイレの滞在時間はそれほど長くないので、トイレで血栓ができた可能性は低いでしょう。むしろ、無症状のうちにできていた下肢静脈血栓が、トイレでの過剰な下肢の屈伸によって流出したのではないかと考えられます。

❻肺塞栓は運動量の少ない高齢者に起こるとは限らない。プロサッカー選手やメジャーリーガーなども発症している。

Points

- なぜ心エコー検査だけで肺塞栓を疑ったのでしょうか。それは、肺塞栓発症後の血行動態を理解しているとよくわかります。
- 正常の状態では、右室より左室のほうが血圧が高いため、心室中隔は右室のほうに張り出しています。ところが肺塞栓を発症すると、右室圧が急上昇して、心室中隔は左室の方向に圧排されるようになるのです。

発症前の循環

右房 → 右室 → 肺 → 左房 → 左室

発症後の循環

①血栓のため肺動脈が詰まる

右房 → 右室 → 肺 → 左房 → 左室

②行き場のない血液で右心系が腫れる
③血流が減り、左心系が小さくなる
④心室中隔が左室の方向に圧排される

Episode 8　トイレという空間

Episode 9

仕事中の動悸は冠不全？
頻脈発作を予知できる安静時心電図異常

　地震の予知は難しいものです。それと同じくらいに難しいのが、外来時に動悸の症状が消失した患者さんの診断です。

　ほとんどのケースは、心電図をとっても異常が見つかりません。「何だろう」と考え込むこともしばしばです。しかし、この患者さんの場合は違いました。

症例…何が起こったのか？

40歳代、女性
主訴：仕事中の動悸
冠危険因子：なし
嗜好：アルコール（機会飲酒）

　デパートの婦人服売り場に勤務する女性です。

　2年前より、職場で動悸をときどき自覚するようになりました。仕事の支障にならない程度の症状でしたが、近医を受診、心電図で「冠不全」と診断されて、内服薬を処方されました。

　処方されたのは冠拡張薬のニコランジル（シグマート®）です。毎日きちんと内服しましたが、頭痛が起こったため、5日で中止しました。再度同じ医師を受診し、その旨を伝えると、抗血小板薬のアスピリン（バイアスピリン®）が処方されました。今度は胃の調子が悪くなったため3日間で服用を中止し❶、当院を受診しました。

❶ バイアスピリン®の副作用には胃腸障害がある。そのため、最近ではほぼ全例にプロトンポンプ阻害薬が併用される。

★ **外来受診時の心電図所見**

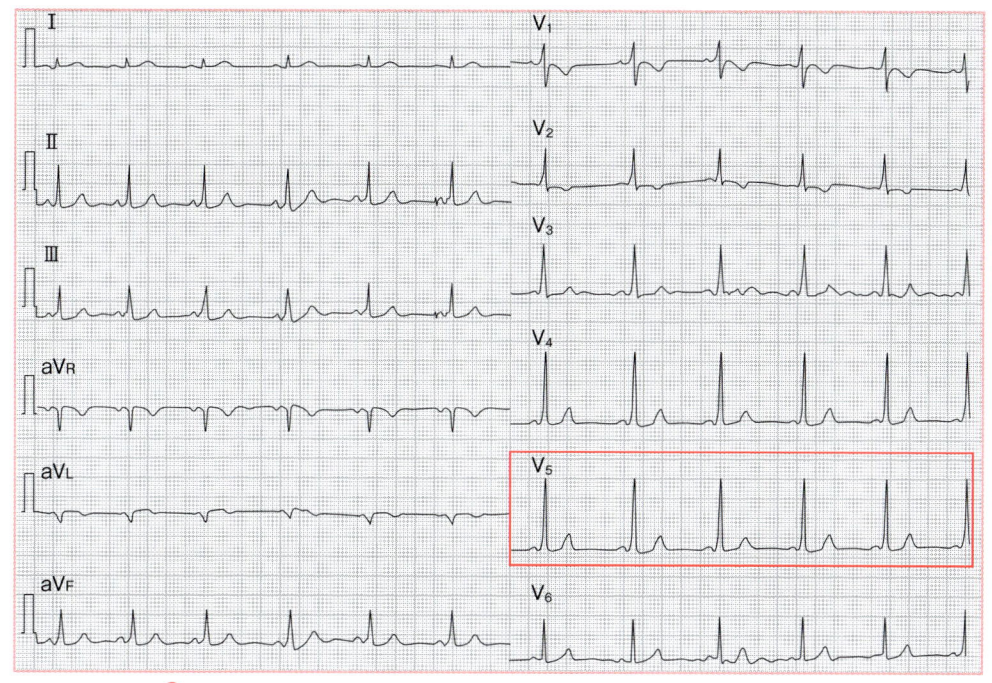

PQ(R)時間短縮❷（正常は0.12～0.20秒。本症例では約0.10秒だった）、R波の立ち上がりがなだらかになっている（本症例ではV₅誘導で特にわかりやすい）。

❷ 心房の収縮から心室の収縮開始の時間をPQ時間（間隔）という（3頁参照）。

心電図所見より、この患者さんの動悸の原因はWPW症候群による上室性頻拍発作であると推察されました。

WPW症候群の特徴

WPW症候群は通常、副伝導路と正常伝導路を経て心房から心室へと刺激が伝わるため、心房心室の伝導時間が短くなり、PQ(R)が短縮します。さらに、心室の興奮が副伝導路を経由して早期に始まるため、QRSの変形（デルタ波＋QRSの延長）が見られます。

★ **V₅誘導の拡大図**

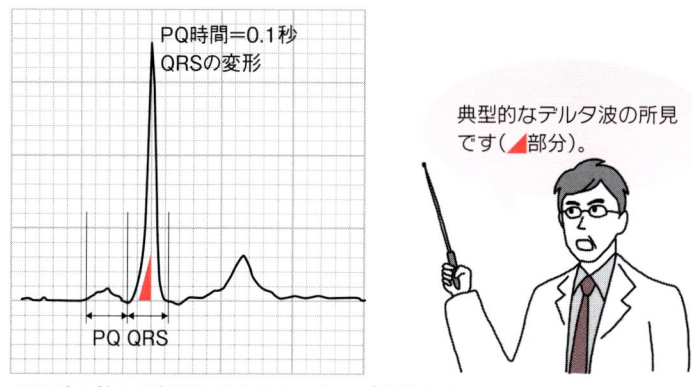

PQ時間＝0.1秒
QRSの変形

典型的なデルタ波の所見です（▰部分）。

QRS波の始まり部分にゆるやかなカーブを認める。

★ WPW症候群

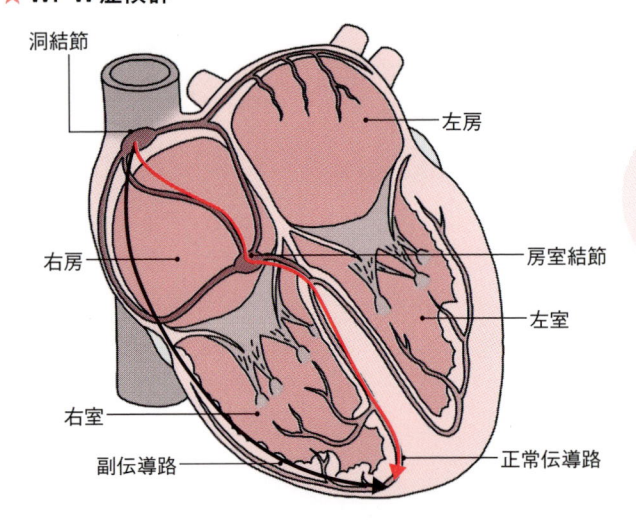

心房から心室への興奮の通路として、房室結節を通る正常伝導路（赤色の矢印）と、退化せずに残った副伝導路（黒色の矢印）の計2本の伝導路があります。

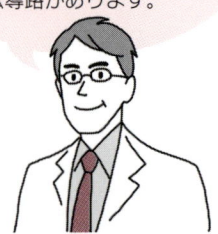

WPW症候群に頻拍発作が起こると……

期外収縮などを契機に、興奮が正常伝導路と副伝導路の2か所で結ばれた心房心室間をグルグルと回るようになります（リエントリー）。こうなると心臓の収縮にはもはや洞結節が関与しなくなります。この回路の興奮が1周して心室に到着するたびに心室の収縮が起こります❸。

心電図上は上室性頻拍発作の所見を示します。

❸心拍数はこの回路を1周する時間によって規定され、通常は140〜180くらいになる。

★ WPW症候群のリエントリー回路

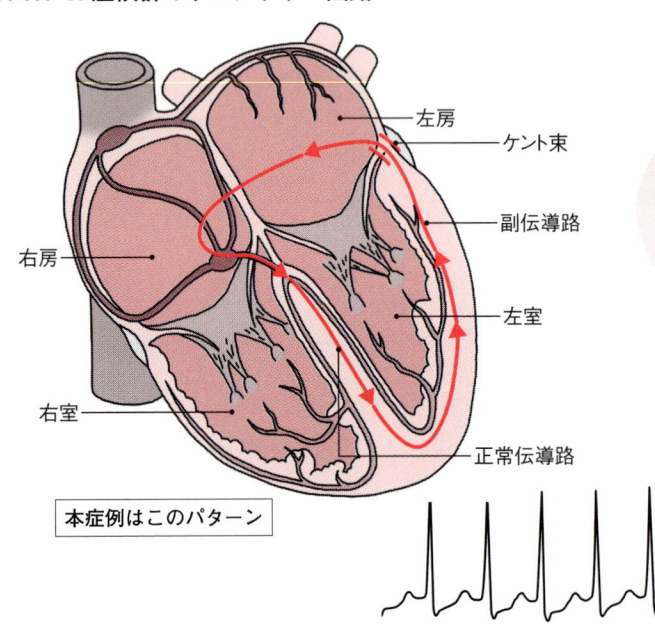

興奮は、正常伝導路と副伝導路の2か所で結ばれた心房心室間をグルグルと回るようになります（赤矢印）。

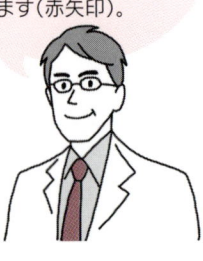

本症例はこのパターン

WPW症候群の治療方法

　自覚症状がなければ経過観察を行います。根治治療には、血管カテーテルを用いた高周波アブレーションが有効です。

　頻拍発作時の治療は迷走神経刺激、無効である場合にはATP製剤またはカルシウム拮抗薬を静注します。また、回帰頻拍に対しては抗不整脈薬が使用され、シベンゾリンコハク酸塩等を第1次選択薬とすることが多いです。

　発作性心房細動を合併した場合、ジギタリス製剤、ATP製剤、カルシウム拮抗薬、β遮断薬などは禁忌です。特にジギタリスは、ケント(Kent)束の不応期を短縮させる一方、正常伝導路をさらに抑制することとなり、心室細動を誘発する可能性があります。WPW症候群に伴う心房細動の場合、治療薬としては、プロカインアミド塩酸塩が推奨されます。

　この患者さんにはカテーテルアブレーションを勧めました。

Points

- WPW症候群の心電図には以下の2つのパターンがあります。①と②のパターンが併存する場合もあります。

①興奮が副伝導路を通る場合
　副伝導路は正常伝導路(洞房結節)よりも早く興奮が伝えられる性質をもっているので、心房→心室の伝導が正常より早くなる。そのため、心電図上心房の興奮(P波)と心室の興奮(QRS)の間隔(PR時間)が短くなる。また、心室の興奮が心室の左室側(A Type)、または右室側(B Type)と、正常とは違ったところから開始する。そのため収縮は左室→右室、または右室→左室と順番に起こり、結果として全体の収縮が終わるまでに時間がかかり、QRSが延長する。QRS波形は左室が先に興奮すれば右脚ブロック型(A Type)、右室が先に興奮すれば左脚ブロック型(B Type)となる。

②興奮が副伝導路を通らない場合
　正常伝導路を興奮が伝わる。普段の心電図ではWPW症候群の特徴が出ないため、副伝導路の存在はわからない(潜在性WPW症候群)。

Episode 10 不整脈＋不整脈＝？
心房細動なのに脈が規則正しい

　心房細動の患者さんは脈を触れただけで、だいたい診断がつきます。脈の間隔がバラバラなのです。
　しかし、なかには規則正しい脈を打つ心房細動の患者さんもいるため、見落とさないよう注意が必要です。

症例…何が起こったのか？

80歳代、男性
主訴：意識障害
既往歴：糖尿病、高血圧、慢性腎不全、狭心症
現病歴：○月×日に意識障害を認め、他院受診した。徐脈性心房細動と診断され、当院を受診した。心房細動に対して、ハーフジゴキシン、ワーファリン内服中であった。

　他院の救急外来でとった心電図です。
　心電図のリードが外れたわけでもないのに、長時間の心停止を認めます。

★他院救急外来の心電図

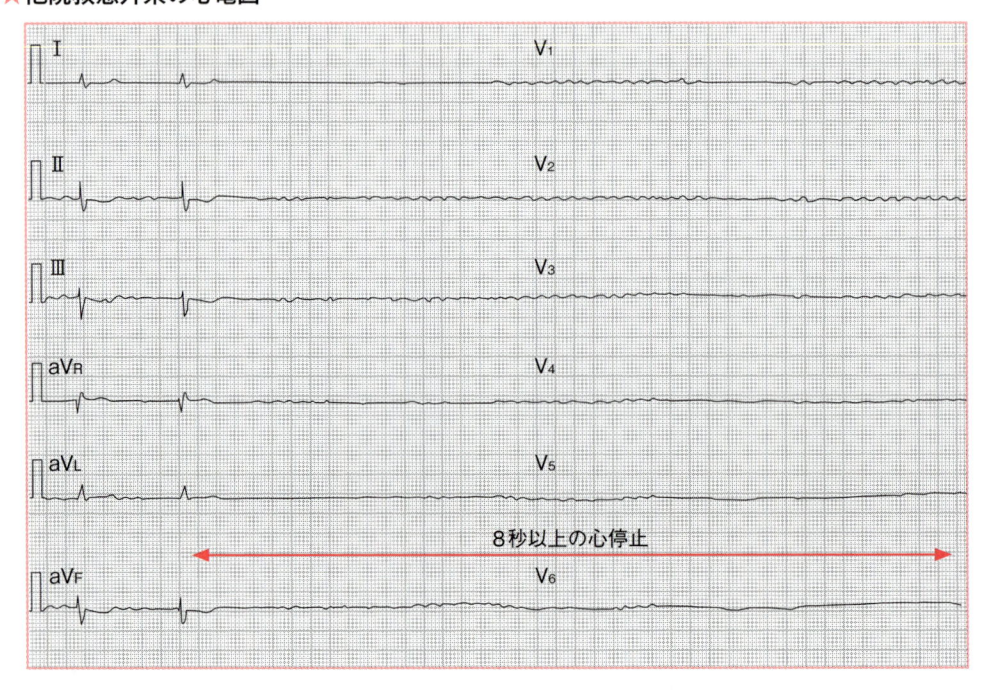

8秒以上の心停止

あわてて、1か月前の来院時に当院でとった心電図を見てみました。

★ 1か月前の当院外来の心電図

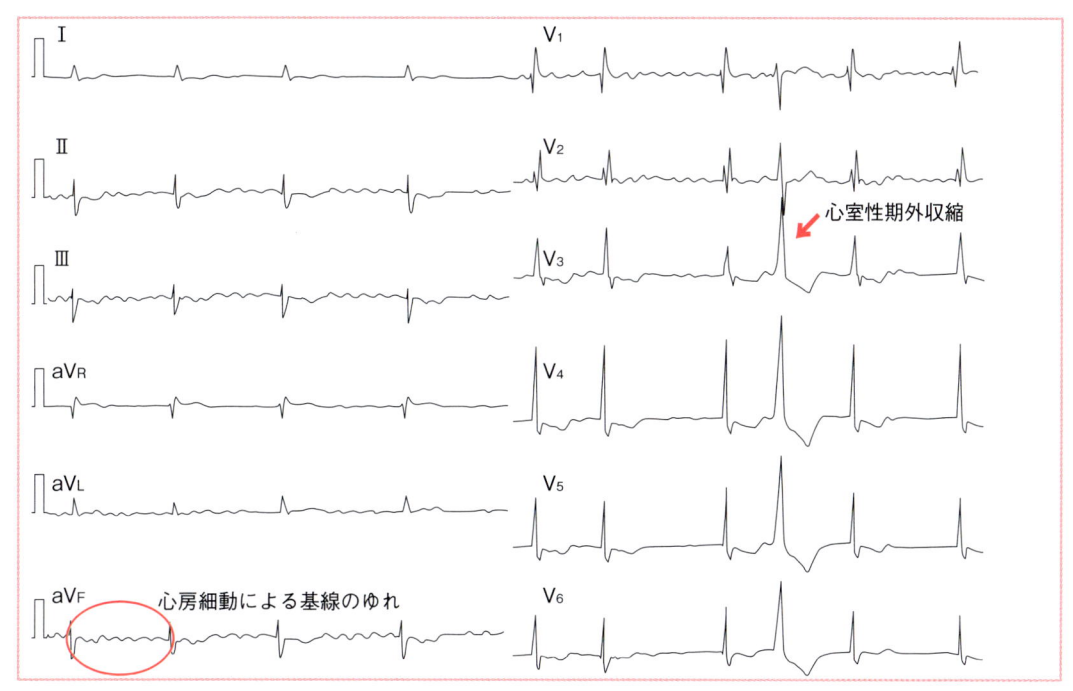

心室性期外収縮

心房細動による基線のゆれ

心房細動と心室性期外収縮を認めた。

入院後の心電図では、心房細動なのに規則正しい心拍数を示しています。
なぜでしょうか。

★ 入院後の心電図

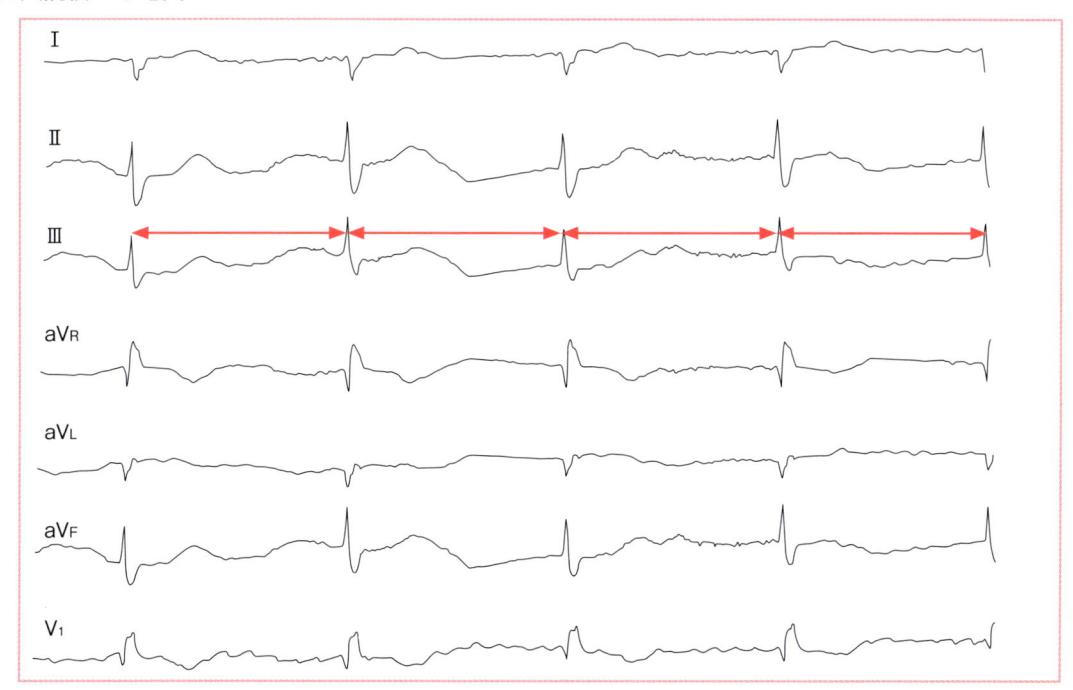

Episode 10　不整脈＋不整脈＝？　49

心房細動＋完全房室ブロック

　心房細動では心室の収縮の頻度は徐脈から頻脈までさまざまですが、間隔は不規則です。

　一方、心房細動に房室ブロックが合併すると、心室収縮は房室ブロックを起こした部分より下位の刺激伝導系にある自動能により興奮します（房室結節または心室筋）。

　心臓は、神経その他の外部刺激がなくても興奮を繰り返すことができます。心筋細胞が自発的に興奮を繰り返す能力（自動能）をもっているからです。自動能は刺激伝導系を構成する特殊心筋のみに認められます。

　刺激伝導系のなかで洞結節が最も自動能が高く、房室結節、ヒス束、左右脚、プルキンエ線維と下るのに従って自動能も低下してきます（下位中枢）。

　通常は洞結節が心臓の自発興奮の中枢の役割を果たしていますが、洞結節の機能が何らかの理由で停止しても、ただちに心拍動の停止に至らず、下位の中枢が作動してバックアップ装置としての役割を果たします。こうした機能を補充調律といいます。

★**一般的な心房細動**

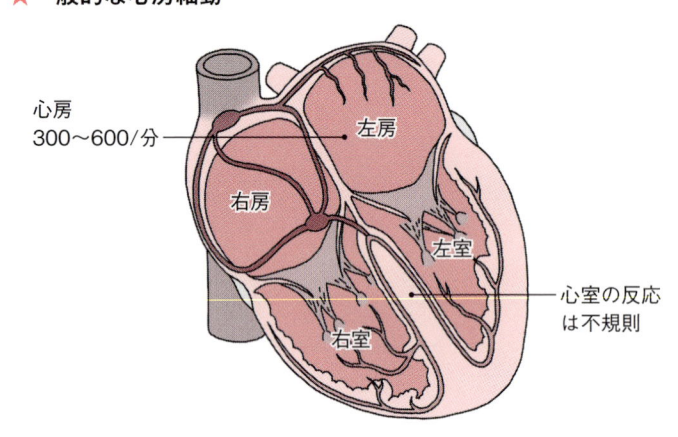

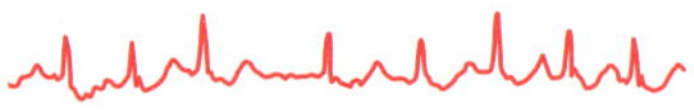

一般的な心房細動時、心房は1分間に300〜600回の心房波（f波）を認める。心室は房室結節が不応期を過ぎて、次の心房波を受けて興奮するたびに収縮する。そのため、心室収縮の間隔が不規則となる。また、房室結節の相対不応期に心室収縮が始まる場合、左室、右室の収縮に時間差が生じて、心電図上脚ブロックを生じる。多くの場合、右脚ブロックを呈する。

★**心房細動に完全房室ブロックが合併した場合**

心房細動に完全房室ブロックが合併した場合、心房は1分間に300〜600回の細動状態である。しかし、心室は刺激伝導系の下位の自動能を持つ部位により刺激を受けるため、規則正しい徐脈（補充調律）を呈する。

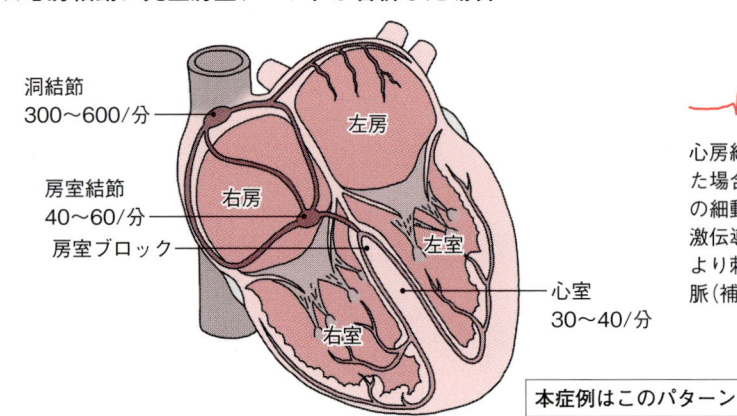

本症例はこのパターン

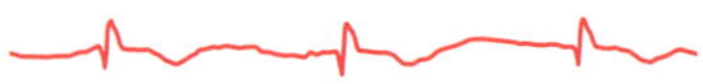

この患者さんの場合、徐脈が続くため、後日永久ペースメーカー（VVI、39頁参照）移植術を行いました。

> **Points**
> - 今回のような病態を見逃さないためには、心房細動を含むあらゆる心房の不整脈疾患において完全房室ブロックを起こす可能性があることを知っておくことが重要です。
> - 完全房室ブロックになると心拍数は補充調律となるため、著しい徐脈になります。また徐脈性の心房細動とは異なり、QRS間の間隔が一定なことが特徴です。

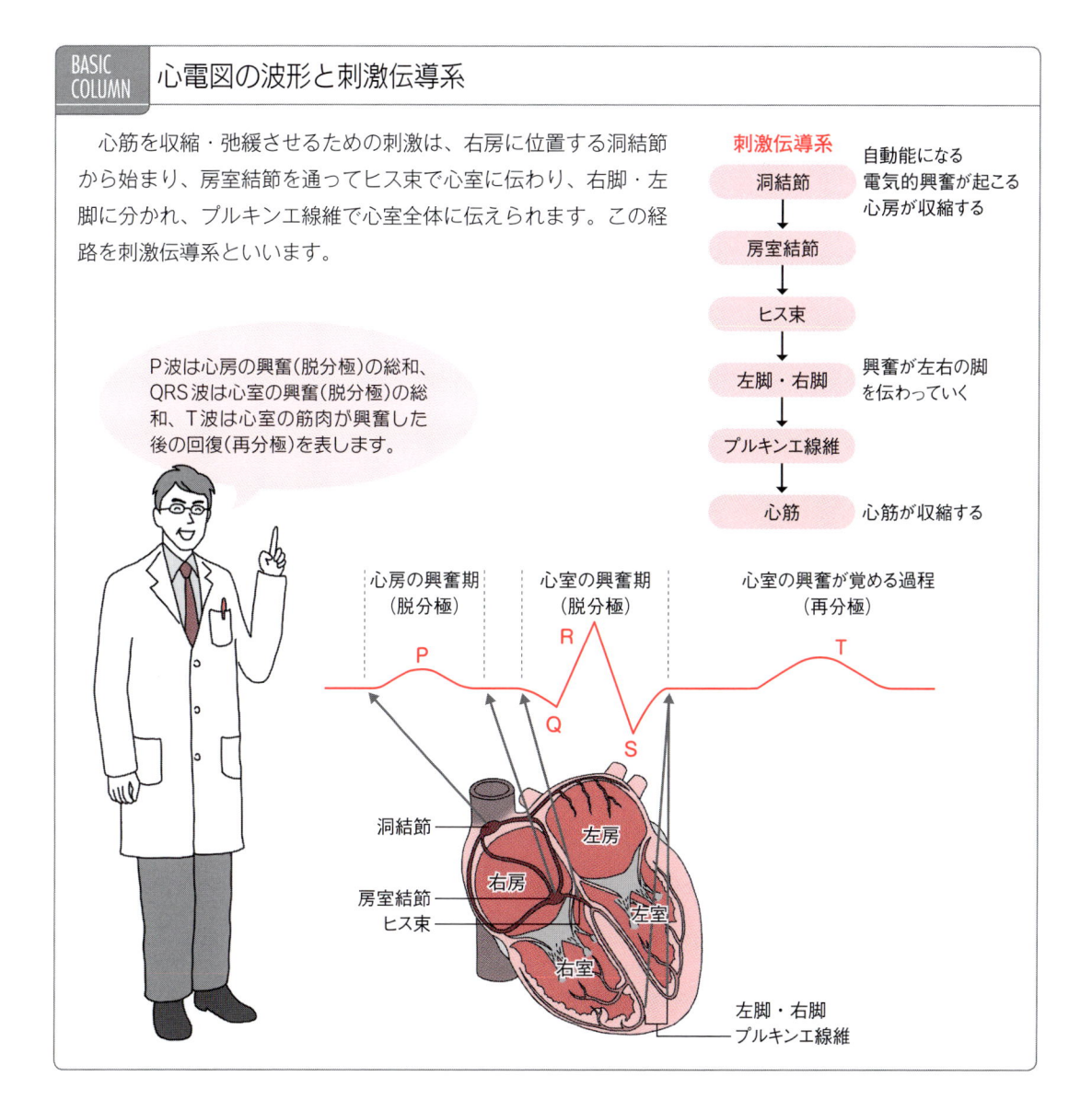

BASIC COLUMN　心電図の波形と刺激伝導系

心筋を収縮・弛緩させるための刺激は、右房に位置する洞結節から始まり、房室結節を通ってヒス束で心室に伝わり、右脚・左脚に分かれ、プルキンエ線維で心室全体に伝えられます。この経路を刺激伝導系といいます。

刺激伝導系

洞結節 ── 自動能になる／電気的興奮が起こる／心房が収縮する
↓
房室結節
↓
ヒス束
↓
左脚・右脚 ── 興奮が左右の脚を伝わっていく
↓
プルキンエ線維
↓
心筋 ── 心筋が収縮する

P波は心房の興奮（脱分極）の総和、QRS波は心室の興奮（脱分極）の総和、T波は心室の筋肉が興奮した後の回復（再分極）を表します。

心房の興奮期（脱分極）：P
心室の興奮期（脱分極）：Q R S
心室の興奮が覚める過程（再分極）：T

洞結節、房室結節、ヒス束、右房、左房、右室、左室、左脚・右脚、プルキンエ線維

Episode 11 虎穴に入らずんば虎子を得ず[1]
狭心症の診断に有用な検査

　心臓カテーテル検査をして、特に異常がなかったからといって狭心症がないとはいえません。なぜなら、普段は異常がなくても、発作のときだけ冠動脈が収縮して狭心症が起こることがあるのです。冠攣縮性狭心症です[2]。

　冠攣縮性狭心症が強く疑われる場合は、わざと発作を誘発して検査を行います。誘発負荷試験による鑑別は臨床的に有用ですが、安全性が大きな問題となります。

[1] 虎の子を得るためには、虎の住むほら穴に危険をおかして入らねばならないことから、危険をおかさなければ大きな成功や功名は得られないということ。出典は後漢書。

[2] 冠攣縮とは、心臓の表面を走行する比較的太い冠動脈が一過性に異常に収縮した状態である。冠動脈が攣縮により完全またはほぼ完全に閉塞されると、その灌流領域に貫壁性の虚血が生じ、その結果、心電図上ST上昇を伴う狭心症発作が起こる。

症例…何が起こったのか？

40歳代、男性
主訴：胸痛。1年前から早朝に胸痛で目が覚める。
冠危険因子：喫煙
臨床経過：カテーテル検査目的で当院に入院となった。

さっそく心電図をとりましたが、明らかな異常は認められませんでした。

★入院時の心電図

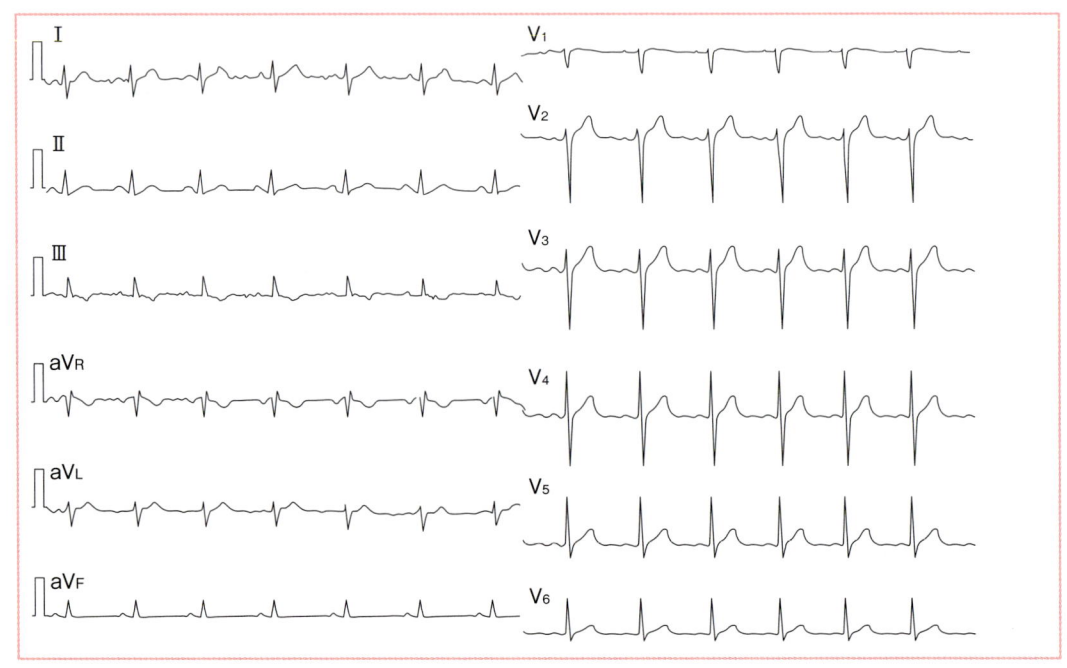

狭心症は、一過性の心筋虚血により狭心痛をきたす疾患です。主に、運動などの労作によって起こる労作性狭心症と、安静時に起こる安静時狭心症に分類されます。

★狭心症の分類

発症の誘因による分類	● 労作性狭心症（angina of effort）：体を動かしたときに症状が出る狭心症。 ● 安静時狭心症（angina at rest）：安静時に症状が出る狭心症。
発症機序による分類	● 器質性狭心症：冠動脈の狭窄による虚血。 ● 冠攣縮性狭心症（coronary spastic angina）：冠動脈の攣縮（spasm）が原因の虚血。
臨床経過による分類	● 安定狭心症：労作さえ行わなければ、発作は生じない状態で、病状が安定している。 ● 不安定狭心症：いままで、労作時にしか起きなかった発作が安静時にも起こるようになるなど、短い期間に症状に増悪が見られる。

★カナダ心臓血管学会（CCS）の労作性狭心症の重症度分類

Ⅰ度	歩いたり、階段を昇ったりするような通常の労作では狭心症は起こらない。仕事やレクリエーションでの激しい長時間にわたる運動により、狭心症が出現する。
Ⅱ度	日常の生活ではわずかの制限がある。①急いで歩いたり、②急いで階段を昇ったり、③坂道を昇ったり、④食後、寒い日、感情的にイライラしたとき、起床後数時間の間に歩いたり、階段を昇ると狭心症が起こる。3ブロック以上歩いたり、1階から3階までふつうの速さで昇ると、狭心症が起こる。
Ⅲ度	日常生活の著明な制限がある。1～2ブロック歩いただけで狭心症が生じ、1階から2階まで昇るだけで、狭心症が起こる。
Ⅳ度	どのような肉体的活動でも狭心症が起こる。安静時に胸痛があることもある。

冠動脈に動脈硬化による狭窄が生じて、労作時の心筋の酸素消費量に供給が追いつかないために起こるのが労作性狭心症です。これに対して、冠動脈の攣縮のために酸素の供給が追いつかずに起こる狭心症が冠攣縮性狭心症です。

以下の5つの条件のどれか1つが満たされれば、冠動脈造影法を行わなくても冠攣縮性狭心症と考えてほぼ間違いないとの報告もあります[文献9]。

★冠攣縮性狭心症の条件

> ニトログリセリンにより速やかに消失する狭心症発作で、
> 1. 安静時（特に夜間から早朝にかけて）に出現する
> 2. 運動耐容能の著明な日内変動（早朝の運動能の著明な低下）が認められる
> 3. 心電図上のST上昇を伴う
> 4. 過換気（呼吸）により誘発される
> 5. カルシウム拮抗薬によって抑制されるがβ遮断薬によっては抑制されない

この患者さんの場合、条件のうち、「1」が当てはまり、冠攣縮性狭心症が疑われましたが、冠攣縮狭心症の場合、長い期間投薬が必要になるので、確実な診断を行う必要があります。

そこで、冠攣縮薬物誘発試験を行うことにしました。
　冠攣縮薬物誘発試験は、冠動脈に薬剤（エルゴメトリンマレイン酸塩）❸を注入して負荷をかけ、攣縮（スパズム）が起こるかどうかを見るものです。

❸ エルゴメトリンマレイン酸塩は冠攣縮を誘発する薬剤。アセチルコリンを使うこともある。

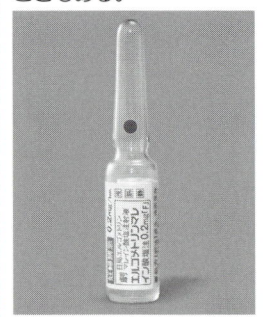

エルゴメトリンマレイン酸塩注0.2mg「F」
（富士製薬工業株式会社）

★ 負荷前の右冠動脈造影所見

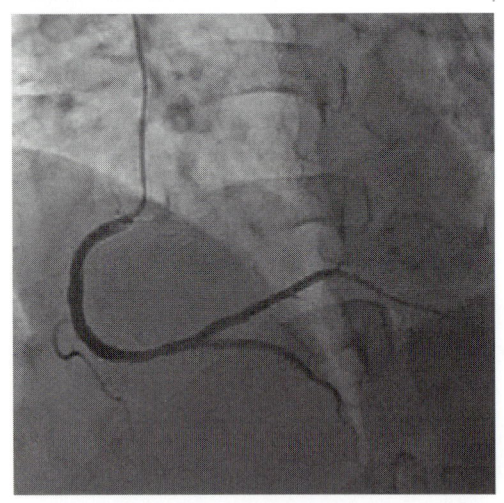

軽度の動脈硬化性病変を認めたが、有意狭窄はない。

★ エルゴメトリンマレイン酸塩10＋20μg 冠注後

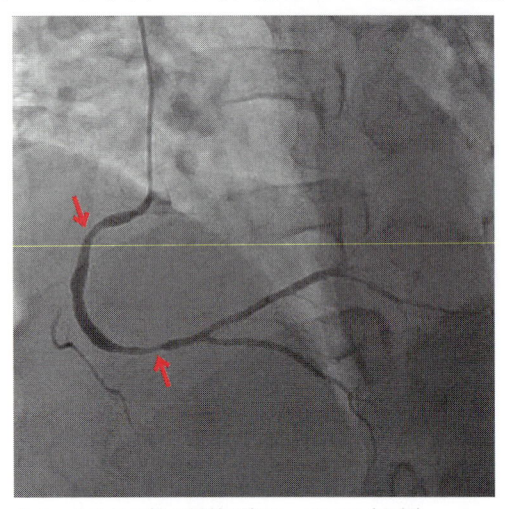

＃1、＃3に血管の攣縮が起こっている（↑部）。

★ 1分後の冠動脈造影所見

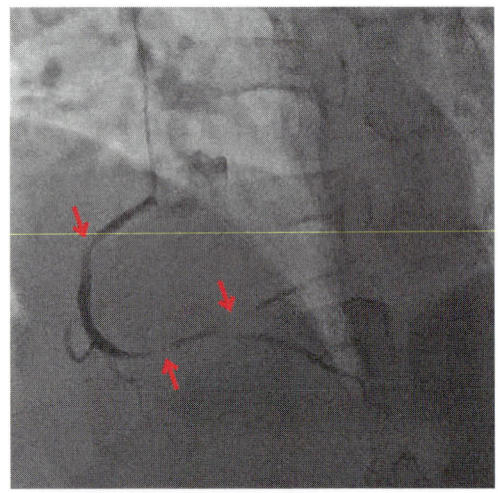

さらに攣縮による狭窄の程度が高度になり（↑部）、冠血流もいっそう低下している。

冠攣縮薬物誘発試験後、患者さんは胸痛を訴えました。心電図にSTの変化は見られません。

　しかし、その直後、心電図は突然心室細動に移行しました。

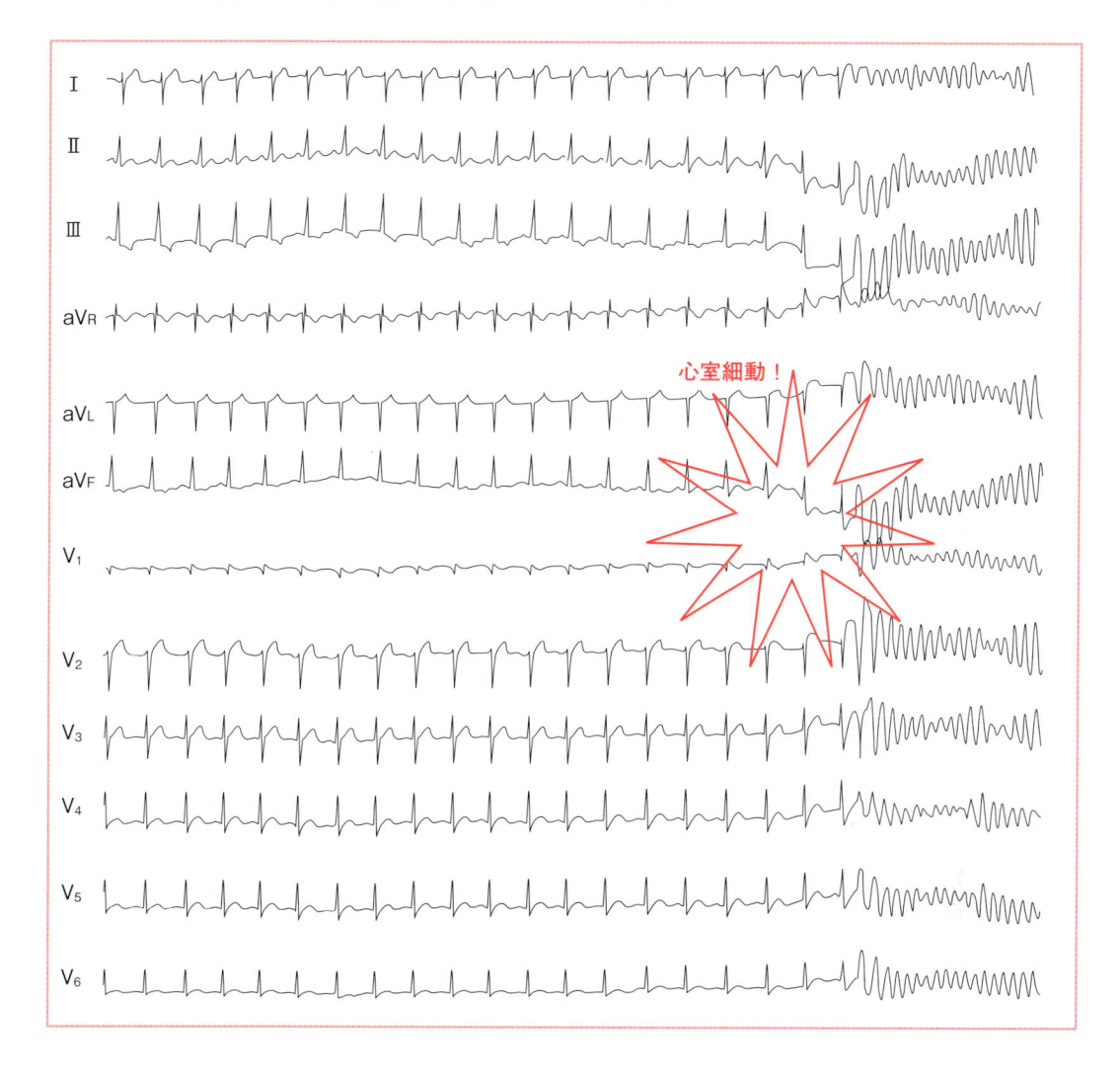

心室細動！

　ただちに心臓血管シネ装置のアームを退避させてベッドを下げ、操作室にいた医師が胸骨圧迫（心臓マッサージ）を開始しました❹。そして、カウンターショックを施行しました。

❹ 冠攣縮誘発試験における心室細動の合併症は非常にまれである。延吉らは3000例中2例に心室細動を認め、カウンターショックを必要とした[文献10]。

★カウンターショック施行前後の心電図

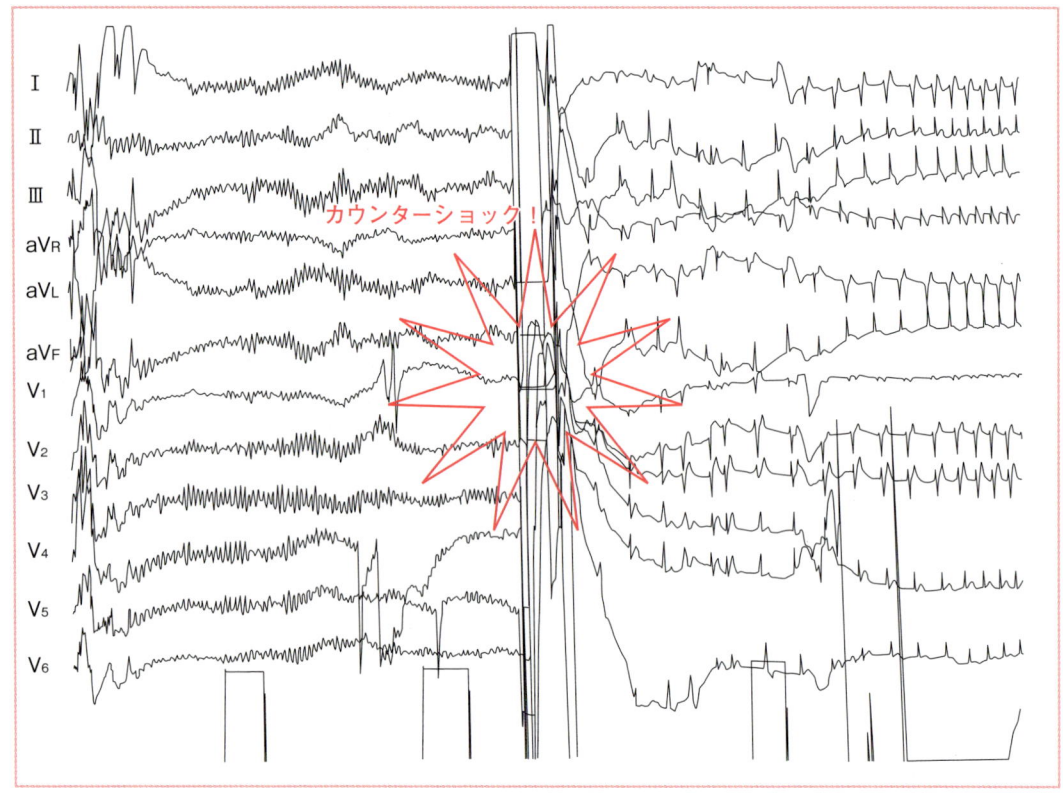

カウンターショック施行前は心室細動であり、施行後は洞調律に戻っている。

その後、冠攣縮性狭心症に対する薬物治療❺を開始しました。患者さんは現在も通院中です。

❺内服薬にはジルチアゼム、ベニジピンなどのカルシウム拮抗薬やニコランジル、貼付薬であれば、フランドル®テープやニトロダーム®などがある。

> **Points**
> - 冠攣縮誘発試験は、狭心症発作が起こるかどうかを調べる目的で行います。したがって、常に狭心症発作に対する心の準備、処置に使用する器具の準備が大切です。冠攣縮の治療薬である亜硝酸剤の注射薬はもちろん、カウンターショックや酸素吸入もすぐに行えるように準備しておきましょう。
> - 誘発により胸痛が出現したときには、患者さんに一時的なもので心配のない旨を説明することも大切です。

ADVANCE COLUMN　心房細動と脳梗塞

心原性脳梗塞のリスク

　心臓に原因がある脳梗塞のことを、心原性脳梗塞といいます。

　心原性脳梗塞には心房細動が深くかかわっています。心房細動が起きると、心電図はP波が消え、基線がさざ波(f波)のようになります。そして、QRS波は不規則に現れる状態になります。つまり、心房は規則正しい収縮を失って震えるような状態となり、左房内の血流が悪くなり、血液の固まり(血栓)が左心耳にできやすくなります。その血栓が血流とともに流れて脳血管を閉塞し、脳梗塞を引き起こすのです。

　心原性脳梗塞の発症率は、患者さんの背景因子を点数化することにより、予測することができます。それぞれの背景因子の頭文字をとって、CHADS$_2$スコアといいます。

　C、H、A、Dは該当すれば1点、Sは該当すれば2点でスコアリングします。このスコアが高ければ高いほど脳梗塞が起きやすくなるのです。これらが全部そろうと合計6点となり、1年後の脳梗塞の発症率は18%を超えるとされています。

新予防薬が誕生

　この心原性脳梗塞発症予防のために、ワーファリンが長い間使用されてきましたが、最近になり新しい経口抗凝固薬(novel oral anticoagulants: NOAC)が認可されています。これらの薬は、ワーファリンと同等またはそれ以上の作用をもちながら出血性合併症の発生率が同じか少ない、食事制限(納豆など)がない、採血が原則不要などの利点をもつことが知られていて、今後の臨床現場での活用が期待されています。

CHADS$_2$スコア

C	: Congestive Heart Failure（うっ血性心不全）	1点
H	: Hypertension（高血圧症）	1点
A	: Advanced Age（75歳以上）	1点
D	: Diabetes Mellitus（糖尿病）	1点
S$_2$	: History of Stroke（脳卒中／一過性脳虚血発作の既往）	2点

CHADS$_2$スコア別の脳梗塞発症率

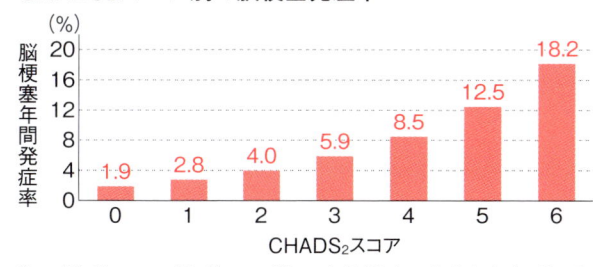

脳梗塞年間発症率(%)

CHADS$_2$スコア	0	1	2	3	4	5	6
発症率(%)	1.9	2.8	4.0	5.9	8.5	12.5	18.2

The National Registry of Atrial Fibrillation (NRAF)
対象：65～95歳の非リウマチ性心房細動患者で、退院時にワルファリンを処方されていなかった1,733例に対する後解析
方法：平均1.2年間、対象患者の脳梗塞発症率を追跡

Gage BF, Waterman AD, Shannon W, et al. Validation of clinical classification schemes for predicting stroke: results from the National Registry of Atrial Fibrillation. JAMA 2001; 285: 2864-2870. より

Episode 12 失神の診断は難しい
一過性の意識消失発作へのアプローチ

　　　痛の患者さんの診察は、得意です。カテーテルやCTで診断が簡単
胸　につくからです。
　しかし、外来に来る患者さんの訴えは胸痛だけではありません。例えば失神❶です。失神の患者さんは若い人も多く、診断に最も苦慮します。
　その患者さんは幼少時期から年に1～3回失神することがありました。これまで、脳神経外科や循環器内科で脳MRIや脳波、ホルター心電図などの検査を何度も受けましたが、異常は指摘されることなく放置されていたようです。当院に精査目的で紹介入院となりました。

❶失神は「一過性の意識消失の結果、姿勢が保持できなくなり、かつ自然に、また完全に意識の回復がみられること」と定義される。
［文献11］

症例…何が起こったのか？
20歳代、男性
主訴：失神発作
冠危険因子：喫煙
心電図：洞調律、ST変化なし

心電図では明らかな異常は見られませんでした。

★ 安静時心電図

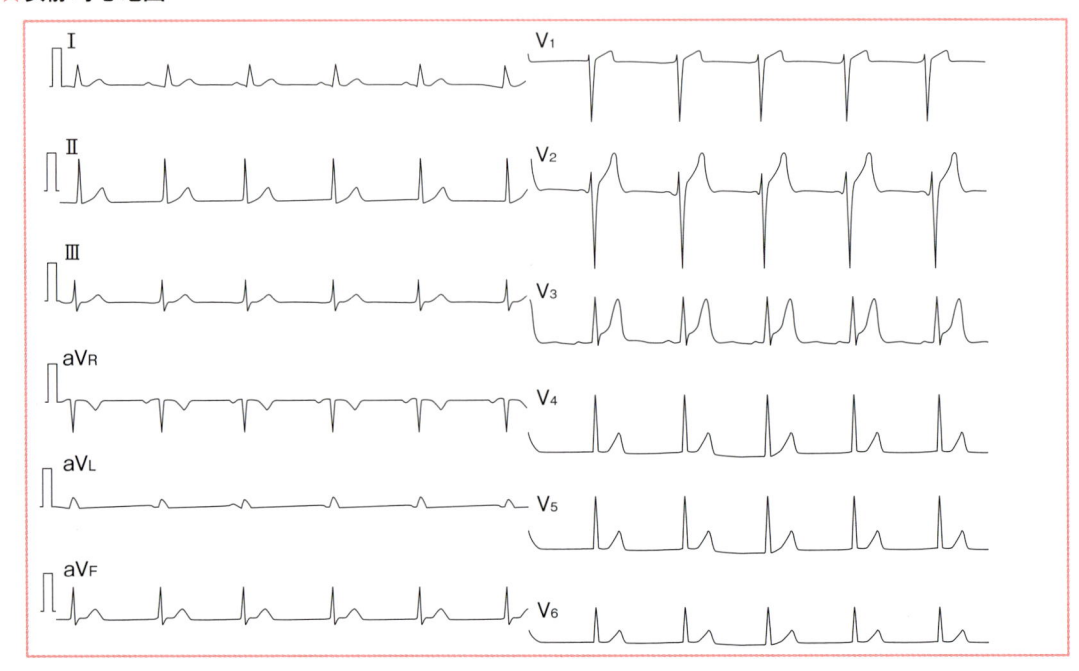

さてこの後、どのような検査を行ったでしょうか。

①心臓エコー検査
②ホルター心電図検査
③心筋虚血の検査（冠動脈CT、冠動脈造影検査等）
④血液検査

正解は、①～④すべてです。
失神の原因としては、以下の疾患が考えられます。

★ 失神の分類

1. 起立性低血圧による失神	
①原発性自律神経障害	純型自律神経失調症、多系統萎縮、自律神経障害を伴うParkinson病、レビー小体型認知症
②続発性自律神経障害	糖尿病、アミロイドーシス、尿毒症、脊髄損傷
③薬剤性	アルコール、血管拡張薬、利尿薬、フェノチアジン、抗うつ薬
④循環血液量減少	出血、下痢、嘔吐等

2. 反射性（神経調節性）失神	
①血管迷走神経性失神	（1）感情ストレス（恐怖、疼痛、侵襲的器具の使用、採血等） （2）起立負荷
②状況失神	（1）咳嗽、くしゃみ （2）消化器系（嚥下、排便、内臓痛） （3）排尿（排尿後） （4）運動後 （5）食後 （6）その他（笑う、金管楽器吹奏、重量挙げ）
③頸動脈洞症候群	
④非定型（明瞭な誘因がない/発症が非定型）	

3. 心原性（心血管性）失神	
①不整脈（一次的要因として）	（1）徐脈性：洞機能不全（徐脈頻脈症候群を含む）、房室伝導系障害、ペースメーカー機能不全 （2）頻脈性：上室性、心室性（特発性、器質的心疾患やチャネル病に続発） （3）薬剤誘発性の徐脈、頻脈
②器質的疾患	（1）心疾患：弁膜症、急性心筋梗塞/虚血、肥大型心筋症、心臓腫瘍（心房粘液腫、腫瘍等）、心膜疾患（タンポナーデ）、先天的冠動脈異常、人工弁機能不全 （2）その他：肺塞栓症、急性大動脈解離、肺高血圧

Task Force for the Diagnosis and Management of Syncope；European Society of Cardiology(ESC)；European Heart Rhythm Association(EHRA)；Heart Failure Association(HFA)；Heart RhythmSociety(HRS). Guidelines for the diagnosis and management of syncope(version 2009). *Eur Heart J* 2009；30：2631-2671.より

①から④の検査では、異常は認められませんでした。
そこで、ヘッドアップチルト試験❷を行いました。
　ヘッドアップチルト試験は、失神やめまいなどの自律神経の異常を確認するための試験です。臥床から傾斜位の状態に起こし、傾斜位の状態に保ちながら、連続的に血圧や脈拍の推移を観察します。

❷2012年4月より、保険診療が認められた。

★ ヘッドアップチルト試験

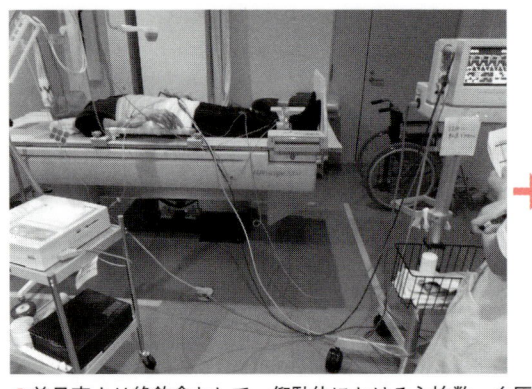

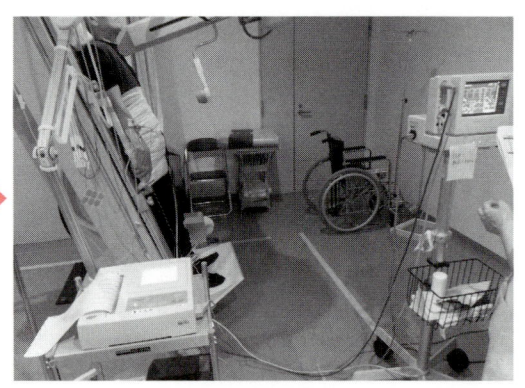

- 前日夜より絶飲食として、仰臥位における心拍数、血圧を測定する。
- 60～80度ヘッドアップして血圧、脈拍を測定することで起立性低血圧の有無をはじめ、圧受容器反射弓の機能を評価する。
- カテコラミン、バソプレッシン（ADH）❸ の採血を追加して自律神経障害部位を診断することもある。

★ 当院でのヘッドアップチルト試験プロトコール

1. 水平仰臥位：10分間
2. 60～80度傾斜：20分間

（陰性であれば）

3. 60～80度傾斜のままニトログリセリン（ニトロペン®）1T舌下、さらに20分間

【陽性基準】失神または前失神症状を伴い、ヘッドアップ1分後より
　　　　　平均血圧が20mmHg以上低下

❸ 抗利尿ホルモン
（anti-diuretic hormone：ADH）

すると、臥床10分＋ヘッドアップ3分後には心停止となりました❹。

★ ヘッドアップチルト試験後の心電図

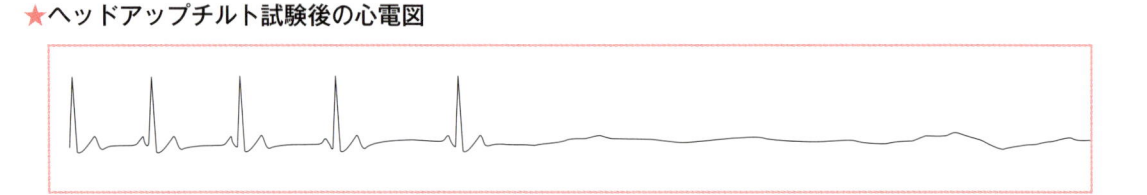

❹ ヘッドアップチルト試験では、長い心停止を伴う心抑制型反応が誘発されることがある。しかし、これは合併症ではなく、すみやかに臥位に戻すことにより心停止や失神はおさまり、短時間でも蘇生術を必要とすることはまれである。

ただちに胸骨圧迫(心臓マッサージ)を施行したところ、心停止から23秒後に心拍が再開しました。この結果より、心抑制型の神経調節性失神❺と診断しました。

❺ 失神の診断・治療ガイドラインでは、失神の発生に自律神経反射が密接に関係している血管迷走神経性失神(vasovagal syncope)、頸動脈洞症候群、状況失神(situational syncope)を反射性失神(神経調節性失神)と総称している。[文献10]

★チルト試験で誘発される血管迷走神経性失神の病型

Type 1：混合型(mixed type)
- 心拍数は増加した後減少するが40/分以下にはならないか、40/分以下でも10秒未満あるいは心停止3秒未満
- 血圧は上昇した後、心拍数が減少する前に低下

Type 2：心抑制型(cardioinhibitory type)
- 心拍数は増加した後減少し、40/分以下が10秒以上あるいは心停止3秒以上
- 2A：血圧は上昇した後、心拍が低下する前に低下
- 2B：血圧は心停止時あるいは直後に80mmHg以下に低下

Type 3：血管抑制型(vasodepressor type)
- 心拍は増加した後不変のまま血圧低下
- 心拍は低下しても10%未満

循環器病の診断と治療に関するガイドライン. 失神の診断・治療ガイドライン(2012年改訂版)
http://www.j-circ.or.jp/guideline/pdf/JCS2012_inoue_h.pdf (2013年11月閲覧)

神経調節性失神の特徴

神経調節性失神は、神経反射で引き起こされる一過性の意識消失発作です。

原因不明の失神が認められる患者さんに多く見られます。若年から中高年と広い年齢層に認められますが、比較的若年に発症する頻度が高く、また女性に多い傾向があります。

神経調節性失神は持続的な立位により生じることが多く、下肢の血液貯留が静脈環流量の低下をまねき、それによって左室の容積が減り、交感神経活動の増加につながります。それが左室を過剰に収縮させ、心拍数の増加にはたらきます。

このような変化は左室に存在するメカノ受容体という部位を刺激し、中枢神経を介して交感神経活動の低下や迷走神経活動の増加をもたらすことにより、失神が誘発されるものと考えられています。不安や痛み、興奮、排尿・排便によっても、メカノ受容体または直接中枢神経を介して迷走神経活動の増加をもたらすことがあります。

このような交感神経活動の低下、迷走神経の活動の増加により、末梢血管の拡張による血圧低下や、著しい心拍数の低下をもたらし、最終的に脳血流の低下を導いて失神が生じるのです。

★チルト試験で誘発される反射性失神の機序

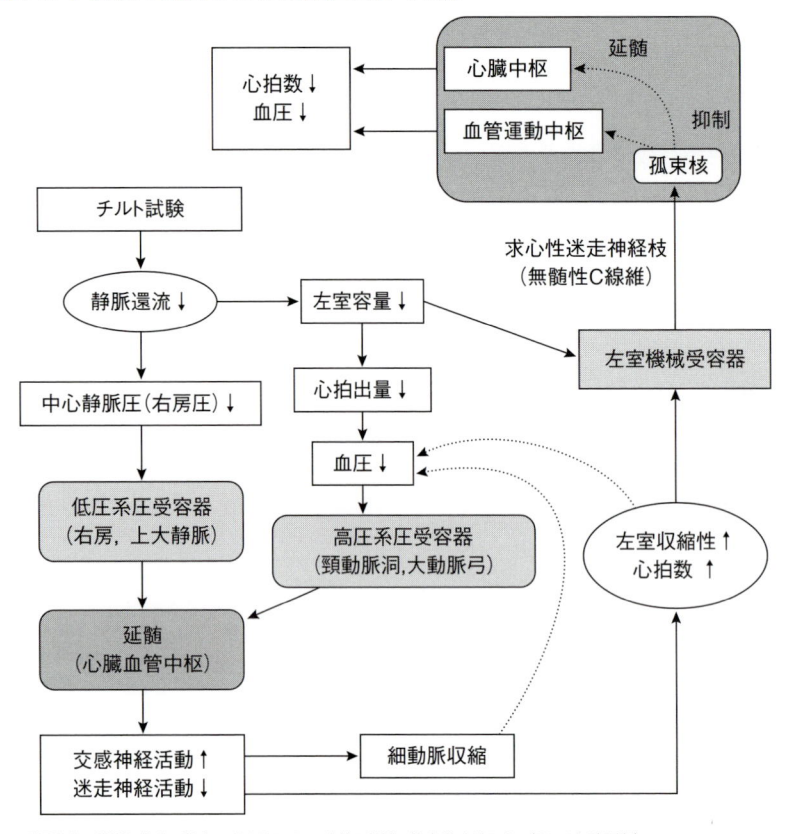

循環器病の診断と治療に関するガイドライン. 失神の診断・治療ガイドライン（2012年改訂版）
http://www.j-circ.or.jp/guideline/pdf/JCS2012_inoue_h.pdf（2013年11月閲覧）

患者さんには日常生活上の注意点を説明し、チルトトレーニングを毎日行うことを勧めました。

★チルトトレーニング

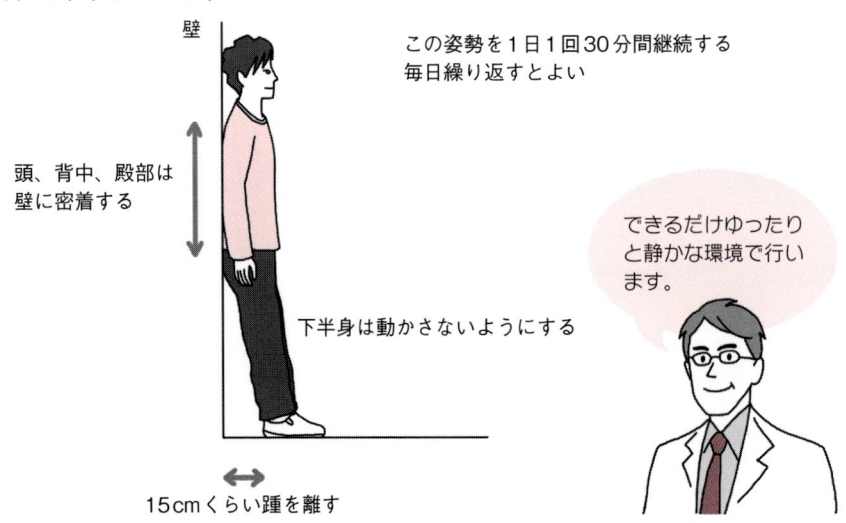

壁

頭、背中、殿部は壁に密着する

この姿勢を1日1回30分間継続する
毎日繰り返すとよい

下半身は動かさないようにする

15cmくらい踵を離す

できるだけゆったりと静かな環境で行います。

河野律子, 安部治彦：神経調節性失神 重症度に応じた治療法の選択. Mebio 2008；25(5)：56. より一部改変して引用

前駆症状が出た場合の対処は、以下のような体位を取ることが勧められます。

★**神経調節性失神の前兆を自覚した場合の対処法**

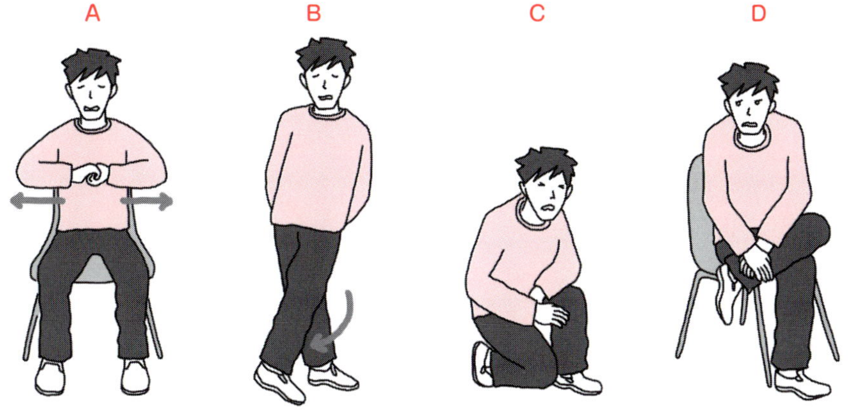

A	B	C	D
両手を胸の前で組んで、しっかり合わせて左右に引っ張る	足を交差させて、その後しっかりと力を入れる	座り込んだ後は、できるだけおなかを曲げるようにする	足を組んで、おなかを曲げるようにする

河野律子, 安部治彦：神経調節性失神 重症度に応じた治療法の選択. Mebio 2008；25(5)：55.より一部改変して引用

Points

- ヘッドアップチルト試験の安全性は高く、合併症は非常に少ないとされていますが、虚血性心疾患や洞不全症候群の症例の場合は、チルト試験時の血圧低下・心停止などにより心筋虚血が増強されショックになる場合もあります。事前に冠動脈疾患や徐脈性不整脈疾患の有無を調べ、患者さんの基礎疾患を把握しておくことが必要です。
- 当院では負荷薬剤としてニトログリセリンを使用するため合併症はほとんど生じませんが、イソプロテレノールの使用に関しては、その心筋刺激作用のため重篤な不整脈が誘発される場合があります。虚血性心疾患や難治性高血圧、左室流出路狭窄、有意な大動脈弁狭窄への使用は禁忌です。
- 本試験に立ち会う技師あるいは看護師は、血圧等のバイタルチェック以外にも患者さんの表情を細かにチェックしたり、失神時に転倒しないように検査前にしっかりと患者と検査台をロープなどで固定すること、急変時にすぐ対応できるように救急カートや電気除細動器の準備をすることも必要です。

Episode 13 便利さが仇となる
意図しない造影剤の長時間注入で……

　造影剤やカテーテル器材の改良により、診断カテーテルはとても安全な検査になりました。また、カテーテル検査室のシネアンギオ装置や周辺機器にも新しい工夫がなされて、術者に便利で快適な作業環境が整ってきています。

　しかし、ときにそういった機器の便利さが仇となり、想定外の出来事が起こる場合があります。

> **症例…何が起こったのか？**
> 60歳代、男性
> 主訴：労作時胸痛
> 現病歴：数か月前より労作時息切れを認めていた。労作性狭心症が疑われ、冠動脈造影検査目的で入院となった。
> 既往歴：永久ペースメーカー植込み後（完全房室ブロック）

　来院時の心電図です。完全房室ブロックのため、DDD ペースメーカーが入っています。心室ペーシングによりQRS幅が広くなっています（○部）。

❶ペースメーカーの作動に悪影響を与える可能性のあるもの
携帯電話、IH炊飯器、IH調理器、漏電している機器、低周波治療器、電気風呂、高周波治療器、体脂肪計、スマートキーシステム、盗難防止装置、ワイヤレスカードシステム、全自動麻雀卓など。

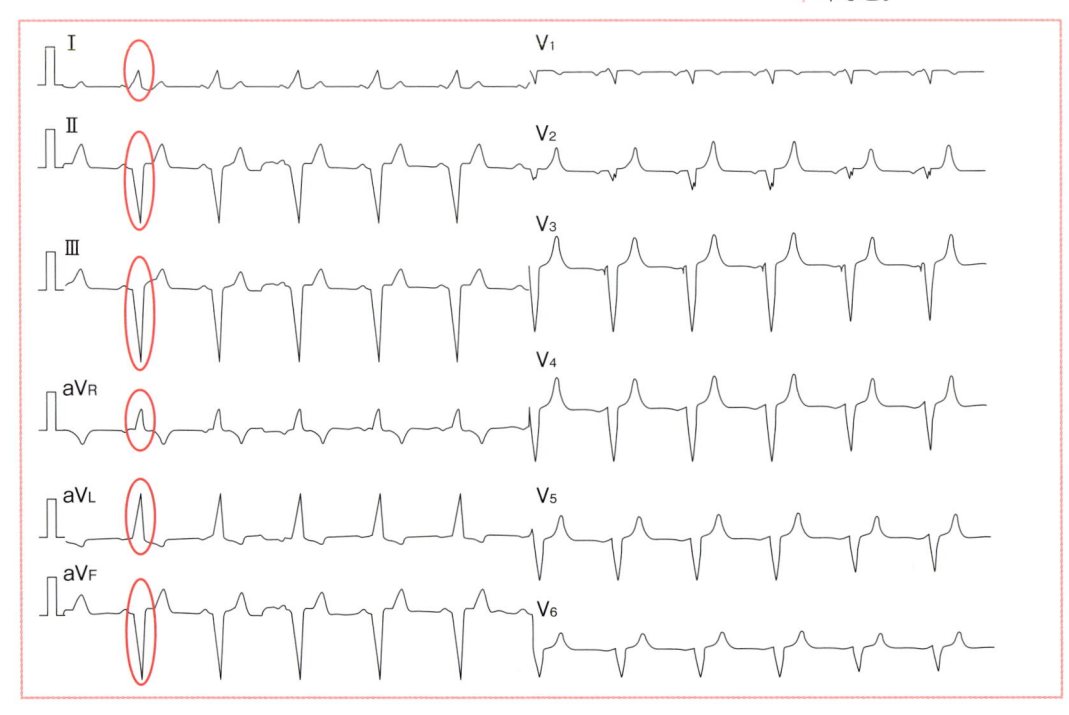

次に、冠動脈造影検査を行いました。

★右冠動脈造影

①造影開始から4秒後

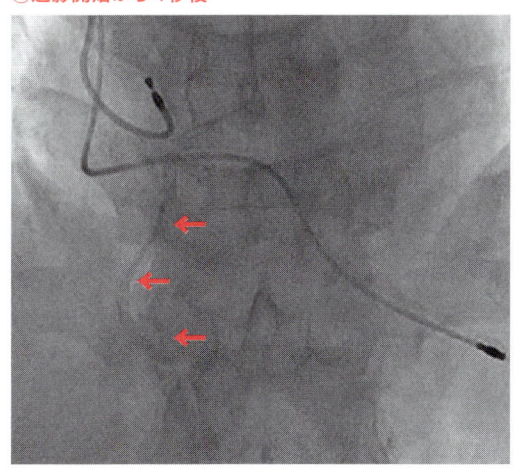

右冠動脈の輪郭がわずかに見える（←部）。

②造影開始から8秒後

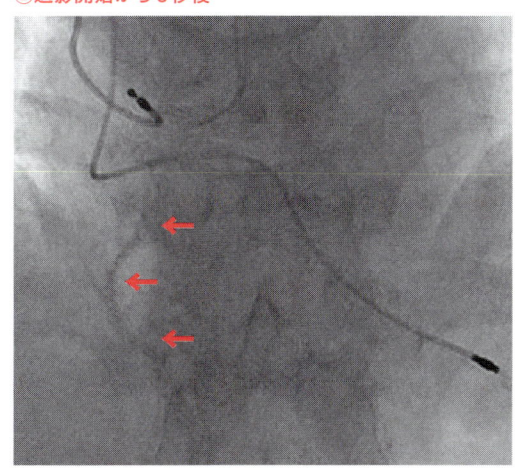

右冠動脈の輪郭がわずかに見える（←部）。

③造影開始から16秒後

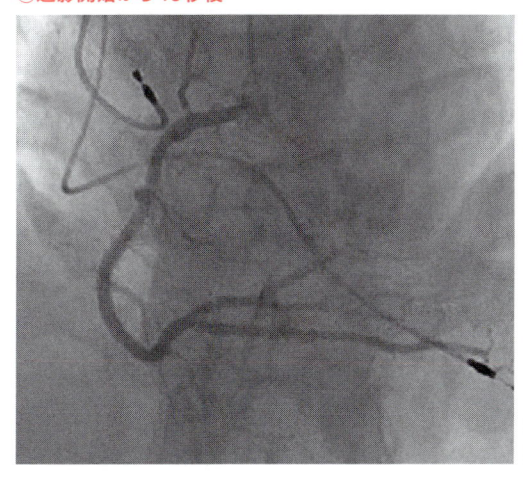

右冠動脈の造影が得られた。

> 完全な造影が得られるところまで、造影剤注入開始から16秒かかっています。

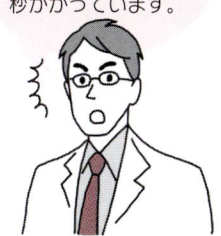

Episode 13 便利さが仇となる

造影終了直後に不整脈が発生

その直後、心室細動に移行しました。

★造影終了直後の心電図

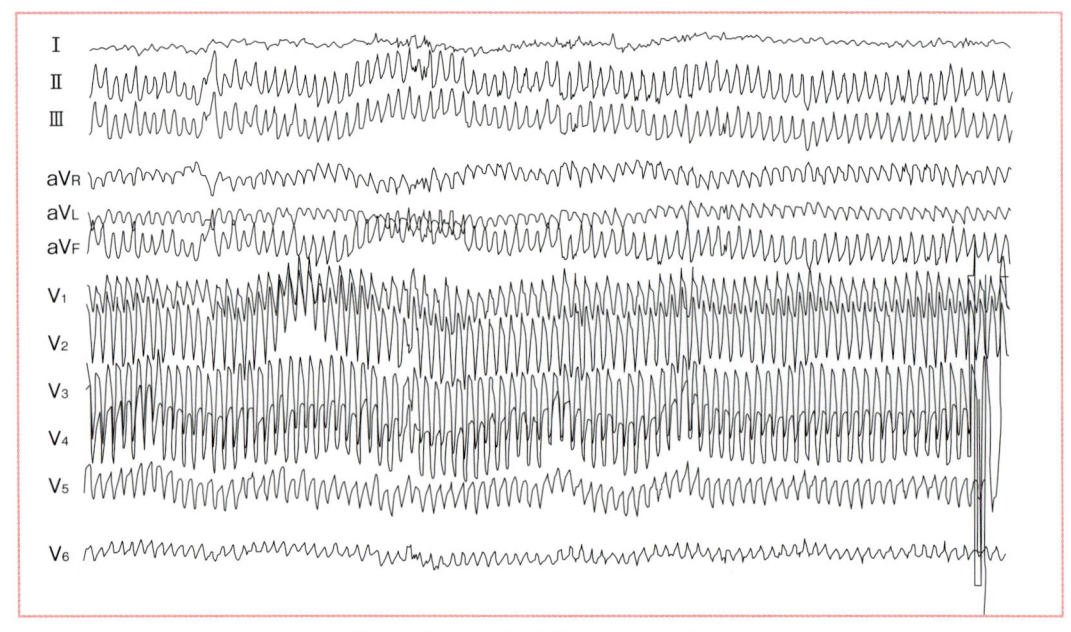

カウンターショックをかける直前まで胸骨圧迫（心臓マッサージ）を行いました。カウンターショック1回（○印）ですみやかに洞調律に戻り、数秒で意識を回復しました。

★カウンターショック前後の心電図

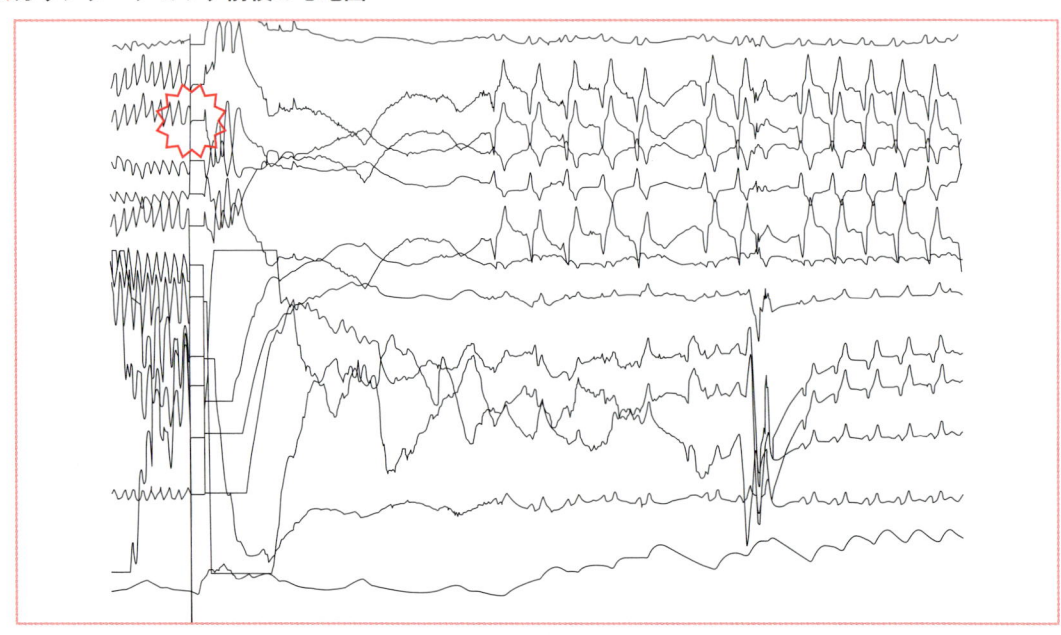

いったい何が起こったのでしょうか。

当院では造影検査の際にメカニカルインジェクター(造影剤自動注入装置)❷を使用しています。造影開始後、インジェクターのスイッチを握る手が被覆したビニールの上で2回滑り、本格的に造影剤を注入できたのは3回目でした。

造影剤を長時間にわたって注入したため、心筋虚血が誘発され心室細動に至ったと考えられます。

❷造影剤を充填したインジェクターの本体、タッチパネル式のコントロールディスプレイ注入をコントロールするハンドスイッチからなる。

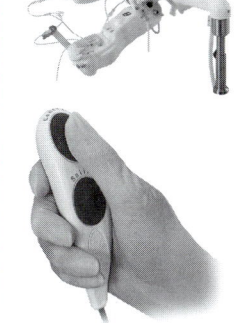

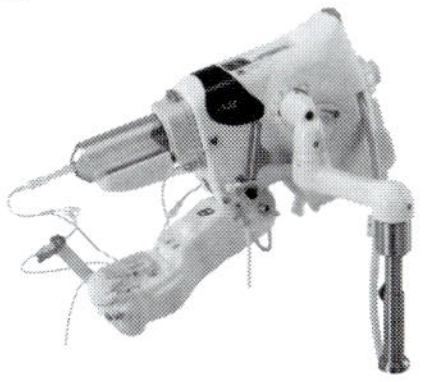

★メカニカルインジェクターの操作

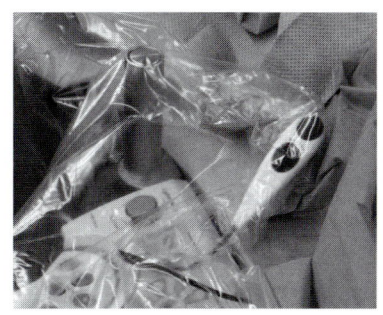

清潔シーツの透明部分の下に置いたメカニカルインジェクターのハンドスイッチ。

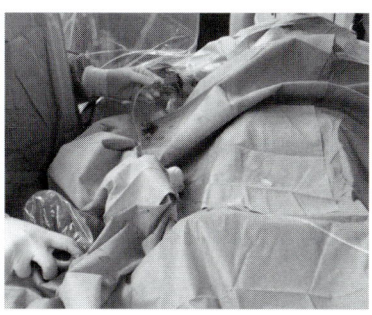

ハンドスイッチを握って操作する。

ゾーンマスター®Zモデル
(シーマン株式会社)

検査は無事に終わり、患者さんは翌日元気に退院されました。

Points

● メカニカルインジェクターに限らず、カテーテル検査室にはポリグラフ、除細動器、大動脈内バルーンパンピングや経皮的心肺補助装置、人工呼吸器、血管内超音波装置など、さまざまな機器が設置されています。それぞれの特性を理解して、正しく操作することが大切です。

メカニカルインジェクターの主な利点と欠点

利点	欠点
①術者、助手によらず一定の造影剤の注入が可能である	①冠動脈内でのカテーテルの位置の変化に応じた微調整がしづらい
②左室や大血管の造影もそのまま行える	②消耗品が高価である
③造影剤使用量がリアルタイムで表示される	③セットアップに時間がかかり緊急使用に難がある

Episode 14 救命活動の救世主
AEDを使いこなした面接官

　最近、駅、空港、学校、繁華街のコンビニエンスストアなど、街のさまざまな場所で自動体外式除細動器（automated external defibrillator：AED）❶を見かけます。

　AEDは、心室細動の際に機器が自動的に解析を行い、必要に応じて電気的なショック（除細動）を与え、心臓のはたらきを戻すことを試みる除細動器の一種です。動作が自動化されているので施術者は医師である必要がなく、欧米では早くから取り入れられています。

　わが国では2004年から一般市民が使えるようになりましたが、実際に救急隊員の人以外によるAEDで心肺蘇生された患者さんに遭遇したのは、この症例が初めてでした。

❶ AEDがわが国で普及したのは、2002年に高円宮憲仁殿下がスカッシュ中に心室細動による心不全で倒れ、急逝されたことが1つのきっかけだった。神戸市内にはすでに1801か所に1909台のAEDが設置されている（2013年7月1日現在）。

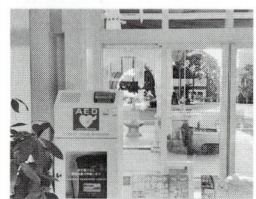

AEDの設置例（HAPPY LAWSON 山下公園店：横浜市にて）

症例…何が起こったのか？

10歳代、男性
職業：大学生（1人で下宿している）
主訴：心肺停止
既往歴：なし
来院時：意識不明（JCS Ⅲ-300）。対光反射なし、瞳孔は不同なく散大（4mm）。血圧132/81mmHg、脈拍85/分。ただちに気管内挿管を行った。

　スーパーマーケットのアルバイト説明会に参加していた男性です。説明会場から個別面接のため部屋を移動し、入室して着席した際に突然椅子から前のめりに床に倒れこみました。

　驚いたスーパーマーケットの面接官は、馬乗りになって胸骨圧迫（心臓マッサージ）を開始しました。さらに他の社員が施設に設置してあったAEDを搬入して装着し、面接官はAEDの音声ガイダンスに従い心肺蘇生を続けました。経過中に、AEDによる除細動が2回行われています。

　心肺停止から15分ほどで救急隊が到着。そのときには心拍再開が得られており、当院に救急搬入されました。

★救急搬入時の心電図

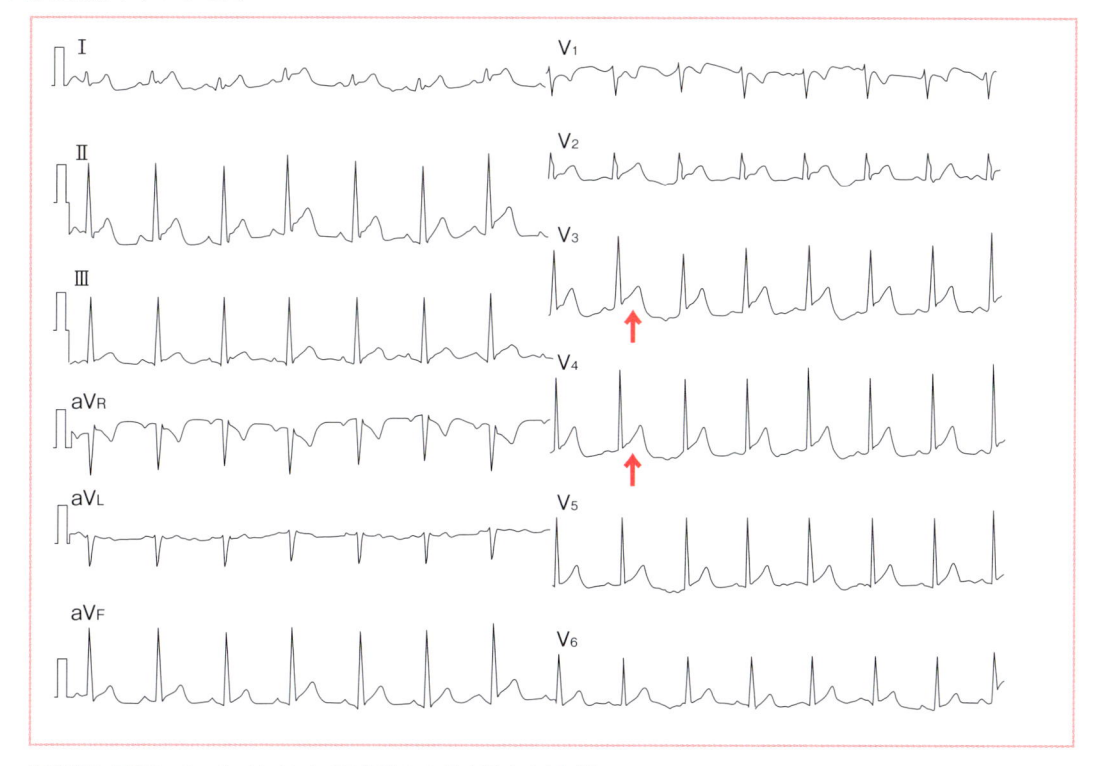

洞調律に回復している。V₂-V₃にST部分の上昇を認める(↑部)。

さっそく冠動脈造影検査を施行しました。冠動脈は左右とも正常でした。

★左冠動脈造影

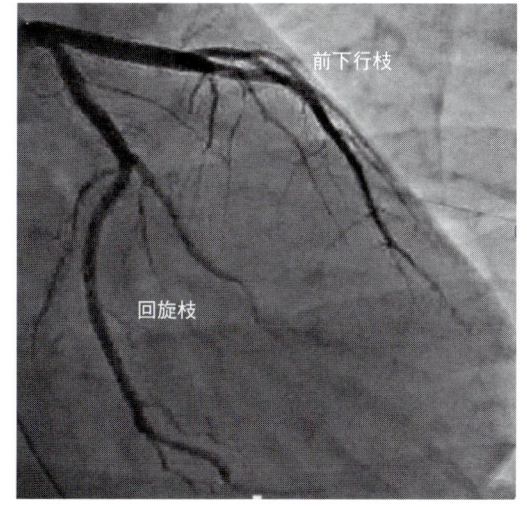

明らかな病変は認められない。

★右冠動脈造影

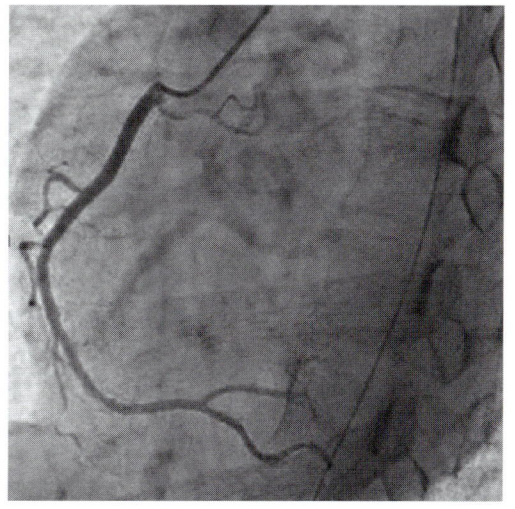

明らかな病変は認められない。

状況がよくわからないので、AEDの設置会社に連絡し、データを送ってもらいました。

AEDの記録データの分析

★AEDの記録①：18時54分11秒〜18時55分30秒

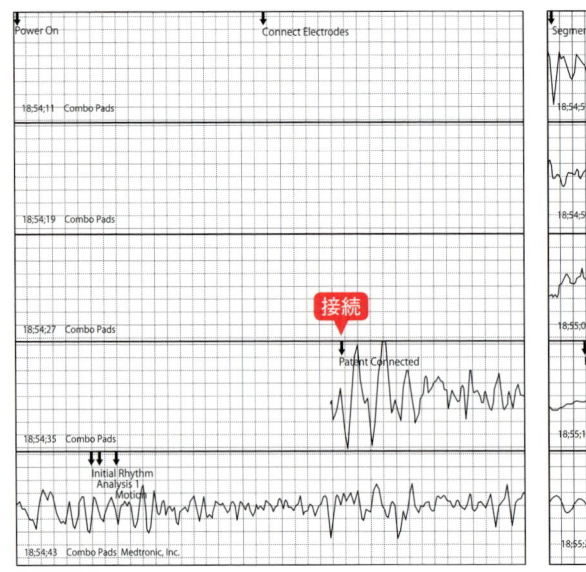

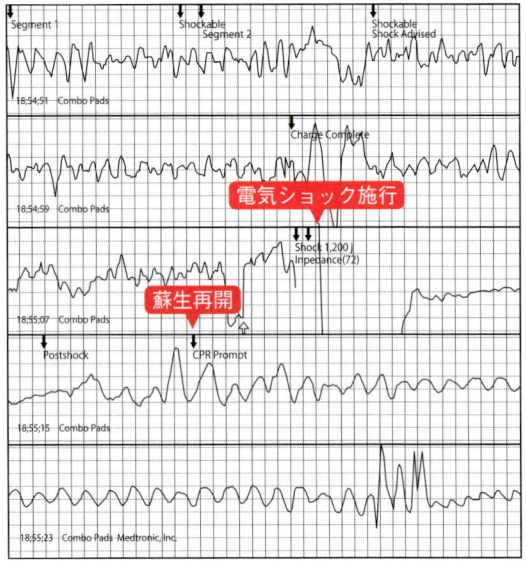

1回目のカウンターショックをかけたが、心室細動が続いている。

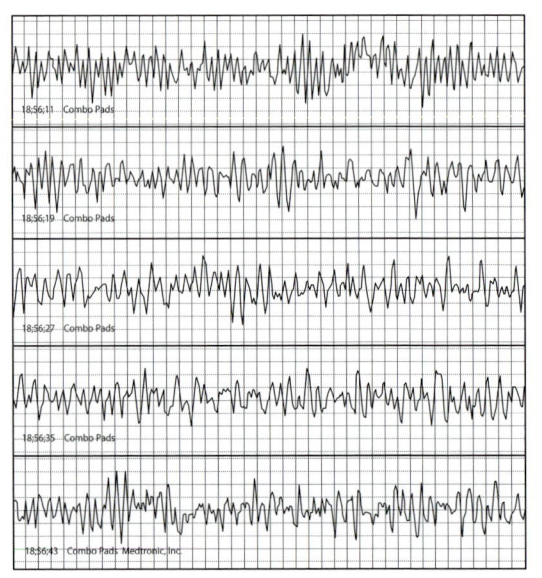

★AEDの記録②：18時31分秒〜18時56分50秒

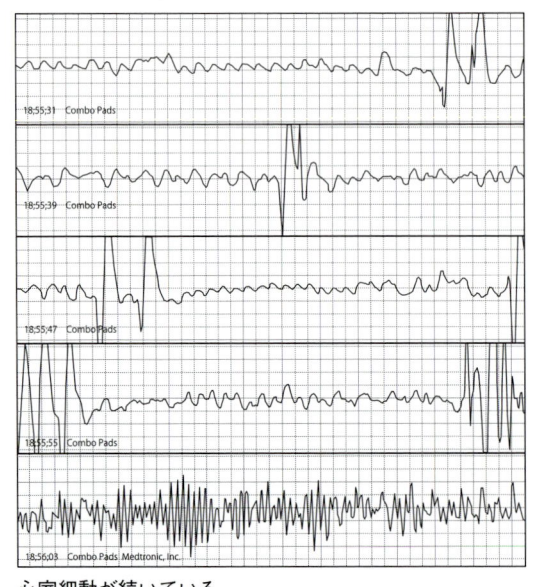

心室細動が続いている。

★ AEDの記録③：18時56分51秒〜18時58分11秒

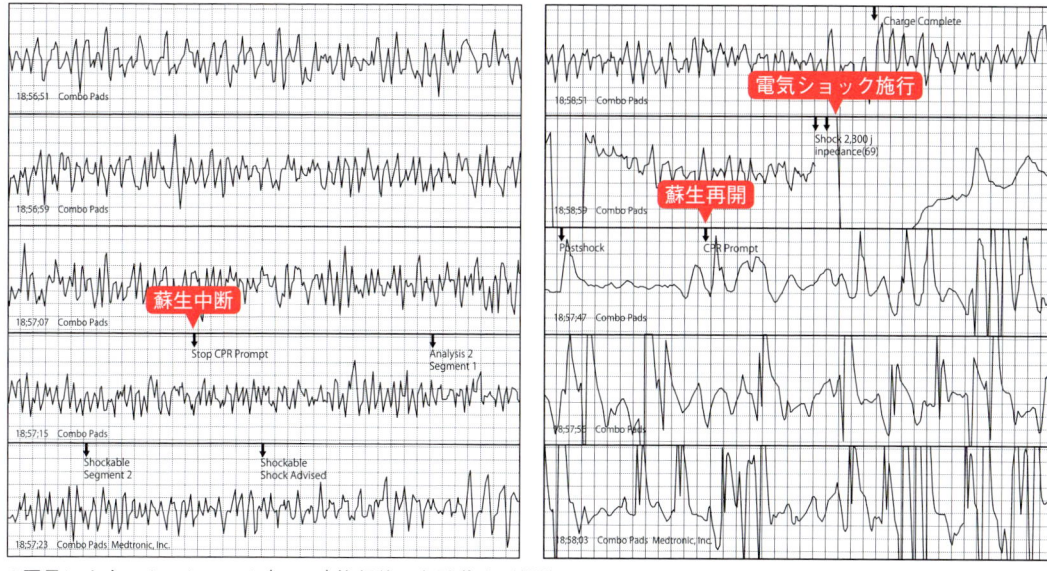

蘇生中断
電気ショック施行
蘇生再開

2回目にカウンターショック（300J）施行後、心肺蘇生が継続されている。

★ AEDの記録④：18時58分11秒〜18時59分115秒

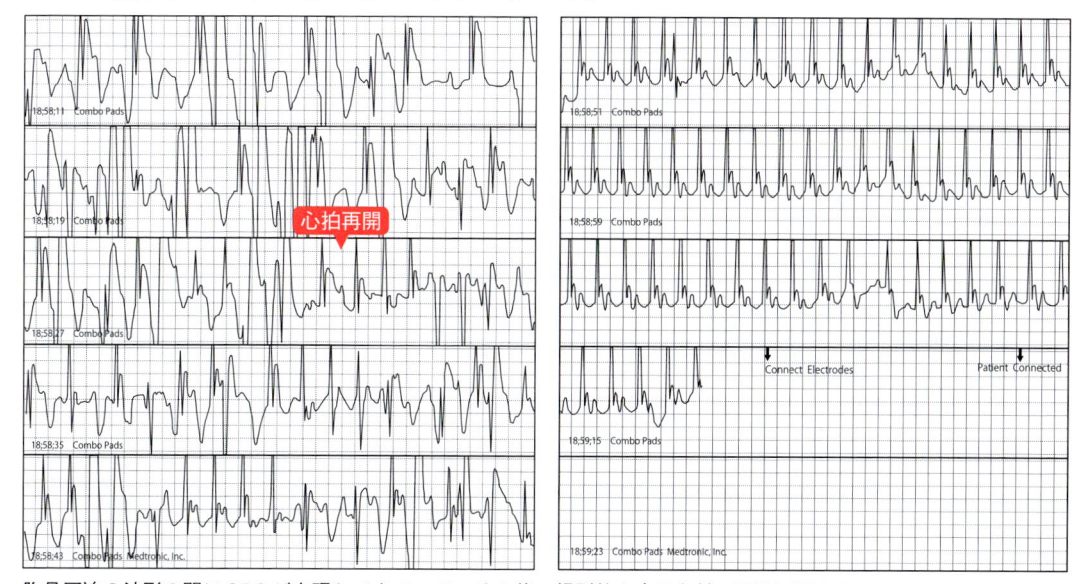

心拍再開

胸骨圧迫の波形の間にQRSが出現してきている。その後、規則的な自己心拍の再開が見られた。

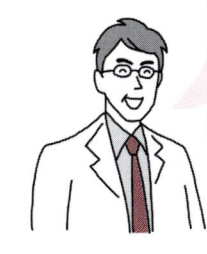

最近は映画などにも登場するAED。007シリーズ「カジノ・ロワイヤル」（2006年）では、主人公のジェームズ・ボンドがカジノでカクテルに毒をもられ、頻拍性の不整脈を起こし、ボンド・カーに装備されていたAEDで、自らカウンターショックをかけるシーンがありました。しかしボンドは、あわててパッドを胸に貼ったためリードが切れてしまい、除細動に失敗してしまいます。いかなる緊急時も冷静な対応が重要です。

Episode 14　救命活動の救世主

心拍再開後の治療と管理

CCU 入院後、低体温療法を開始しました。

入院 2 日目に心室頻拍を認めましたが、リドカインの静注で再発は見られませんでした。

★ 入院後の心電図

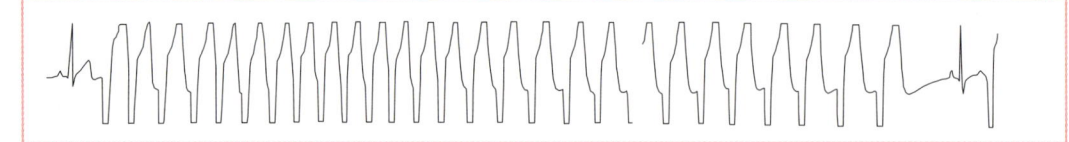

入院 5 日目に意識が覚醒し、人工呼吸から離脱しました。

その後の検査で、不整脈が起こるような疾病は見つかりませんでした。若年者の心室細動は QT 延長症候群、不整脈原性右室心筋症、ブルガダ症候群などが基礎疾患として考えられますが、いずれもなさそうでした。

スーパーマーケットの面接官が、あとから当院にやってきました。

私　　「すごいですね！　見事な対応でした」
面接官「いえいえ、器械の指示どおりにしただけですから…。もし対応
　　　　が遅れれば、助からなかったかもしれませんね」
私　　「本当です。ありがとうございました」

BASIC COLUMN　AED（自動体外式除細動器）の音声ガイダンス

AED の音声ガイダンスの指示はとても具体的。以下は代表的な例です。

「意識・呼吸を確認してください」
「胸を裸にして、AED のフタから四角い袋を取り出してください」
「袋を破って、パッドを取り出してください」
「パッドの 1 つをシートからはがして、図のように右胸に貼ってください」
「パッドの 1 つを図のように右胸に貼ってください」
「もう 1 つのパッドをシートからはがして、左わき腹に貼ってください」
「体にさわらないでください。心電図を調べています」
「電気ショックが必要です。充電しています」
「体から離れてください。点滅ボタンをしっかりと押してください」
「電気ショックを行いました」
「体にさわっても大丈夫です」
「ただちに胸骨圧迫と人工呼吸を始めてください」
「胸骨圧迫と人工呼吸を続けてください」
「胸骨圧迫と人工呼吸をやめてください」
「心電図が変化したので、電気ショックを中止します」
「心電図を調べることができません。体にさわったり、動かしたりしないでください」

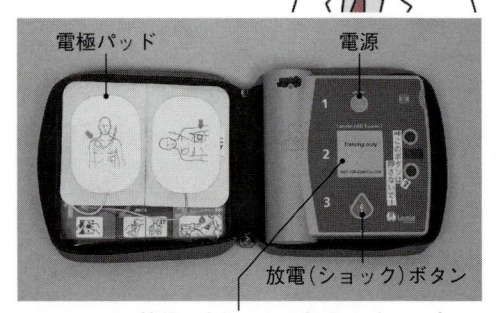

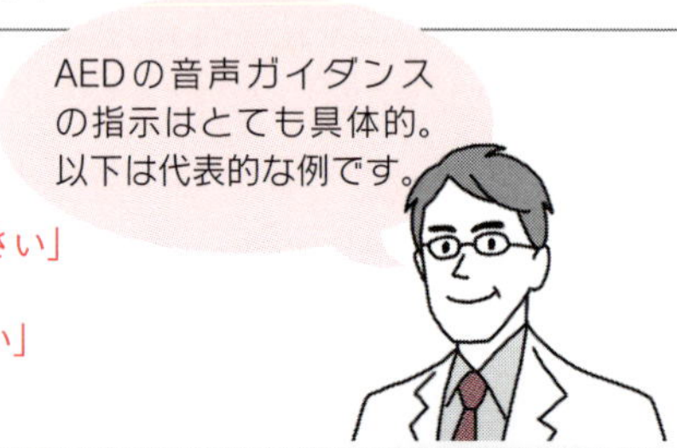

※これはデモ機器。実物はこの部分はディスプレイ画面となっており、心電図波形が表示される

19日後には神経学的障害を残さずに当院を退院しました。その後、大学病院でICD❸植込み術を受けました。大学病院でもいろいろと検査を行いましたが、原因となるような基礎疾患は見つからず、最終的には「特発性心室細動」と診断されました。

この患者さんは、今も元気にお仕事をされています。

❸ ICD（implantable cardioverter defibrillator；植込み型除細動器）とは、心室性不整脈を治療するための体内植込み型装置。不整脈が起こらないように治療するものではなく、常に心臓の脈を監視し、命にかかわる不整脈の発作が出た場合にすみやかに反応して、カウンターショックをかけて、発作による突然死を防ぐ。

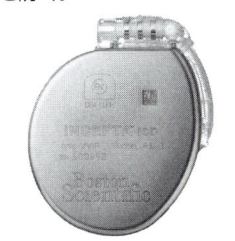

INCEPTA™ ICD
（ボストン・サイエンティフィック ジャパン株式会社）

Points

- 一般市民の方がAEDを使用して、それが救命につながることはきわめてまれです。本症例のように、会社員の方が心肺停止の直後より適切な処置を行ったことが、この患者さんの完全社会復帰につながったと思います。
- われわれ医療に携わるものとしては、このような病院到着前の一般市民の方の適切な処置を無にすることのないよう、到着後はプロフェッショナルとしてスピーディーで適切な治療に努めねばなりません。

ADVANCE COLUMN　低体温療法

通常、脳が重大な障害を受けると、脳組織に浮腫が起こるほか、カテコラミンやフリーラジカルなどが放出され、進行的に細胞が破壊されていきます。救急の脳障害においては、この進行的な脳組織の破壊を抑制することで救命率・機能予後の向上が見込まれます。

まず全身麻酔薬、筋弛緩薬等を患者さんに投与した後に、水冷式ブランケットなどを用いて患者さんの体温を32〜34℃程度に下げることで、代謝機能を低下させ、脳内での有害な反応の進行速度を抑え、組織障害の進行を抑制します。

頭部外傷のほか脳出血・クモ膜下出血・蘇生後脳症などが適応となります。

Episode 15 自覚なき危険な状況
全身性疾患と心臓病変

　自宅で意識を失い、救急搬送された患者さんです。
1、2か月前から歩行時にふわっとする感覚があり、かかりつけ医より精査を勧められていました。ある日の入浴後、部屋へ戻ったところで意識レベルが低下し、倒れているところを家族に発見されました。声をかけても「ウーン」とうなるのみで返答がなく、顔面蒼白。家族が救急要請し、その10分後、救急車で当院に搬送されました。

症例…何が起こったのか？

50歳代、男性
主訴：意識消失発作
血圧：150/80mmHg、脈拍：35/分
既往歴：サルコイドーシス

　来院時には意識は回復していて、一見元気な様子でした。失神したときに転倒したということで、頭部に擦過傷が見られました。

当直医師　「あっ！　完全房室ブロックによる意識障害だ」

★救急外来での心電図

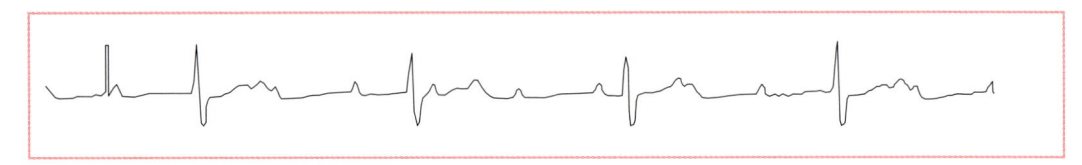

当直医師　「緊急ペースメーカーが必要です。首のところから管を入れさせてください」
患者さん　「そんなの嫌です」
ご家族　「お父さん、きちんと治療を受けて！」
患者さん　「絶対に嫌だ！」

　結局、ペースメーカーを入れず、CCUに入院することになりました。患者さんは房室ブロックのまま、ぐっすり休まれました。

トイレに行った直後、不整脈が発生

★ **入院翌朝の心電図：7時38分**

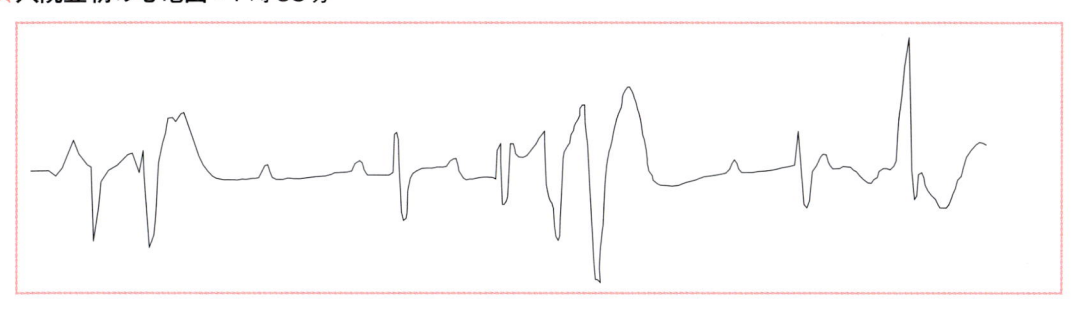

患者さんが「トイレに行きたい」と訴えました。
患者さんは平気でした。しかし、モニターを見ていた医師は危うく失神するところでした。

★ **トイレ中のCCUでのモニター心電図：8時3分**

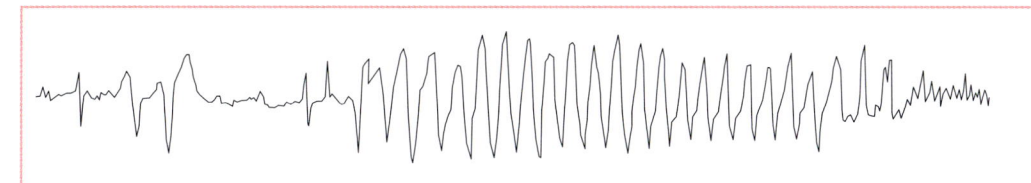

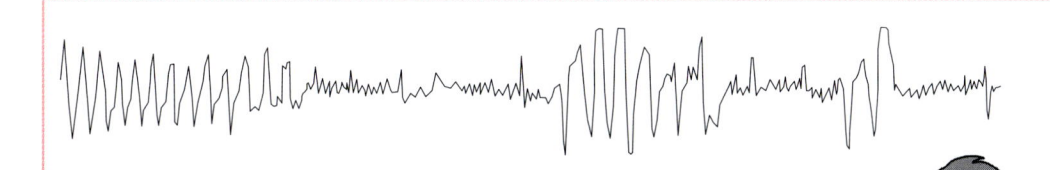

非持続性
心室頻拍（30秒以内）です！

患者さんには、電気ショックや胸骨圧迫（心臓マッサージ）が必要な、命にかかわる不整脈であることを説明しました。
さすがに今度は、患者さんが「治療はなんでも受けます」と納得されたため、さっそく一時ペーシング❶を施行しました。
急性心筋梗塞や心筋炎など、心筋障害を伴う完全房室ブロックでは補充調律（50頁参照）が不安定であり、一時ペーシングカテーテルを挿入して注意深く観察する必要があります。

❶ 一時ペーシングとは、ペーシングカテーテルを静脈から挿入し、カテーテルの先を右室心尖部に留置する体外式のペーシング。一方、永久ペースメーカーはペースメーカー本体を皮下に植え込み、永続的にペーシングを行う。永久的といっても電池の消耗に応じて、数年に一度本体の入れ替えが必要となる。

Episode 15　自覚なき危険な状況

★ **右室ペーシング**

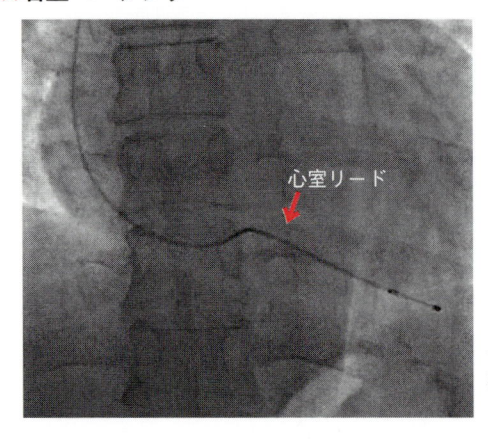

ペーシングカテーテルを右室に挿入して、右室ペーシングを行った。

　一時ペースメーカーを開始した後は、心室頻拍の出現はまったく見られなくなりました。
　その後、永久ペースメーカーの植込み術を行いました。

★ **永久ペースメーカー（DDDペースメーカー）植込み術後のX線**

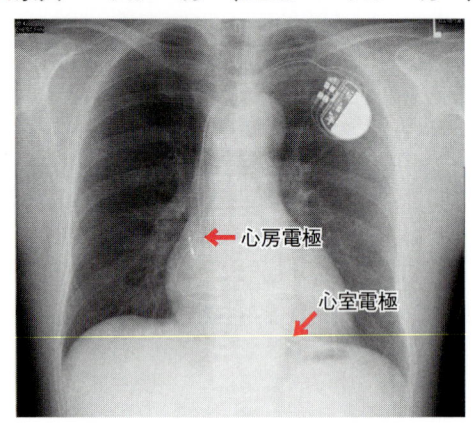

ペースメーカー本体、心房リード、心室リードが見える。

> **BASIC COLUMN　ペースメーカーと検査**
>
> 　ペースメーカー患者はMRI検査を避けるべき、あるいは原則禁忌とされていました。しかし2008年、一定の条件を満たした場合にMRI検査が可能となる植込み型心臓ペースメーカーがCEマークを取得し、臨床使用されています。日本では2012年より使用が開始されています。
>
> 　＊
>
> 　植込み型心臓ペースメーカーを使用している患者に対し、X線CT装置を使用した場合、オーバーセンシングが起こる可能性が指摘されています。厚生労働省の指示によれば、CT検査でのX線束がペースメーカー本体部分を5秒以内に通過する場合、特別な対応を求めていません。現在使用されている多くのCT装置の性能では、5秒以上かかるケースはごくまれであると考えられています。

★永久ペースメーカー（DDDペースメーカー）植込み術後の心電図

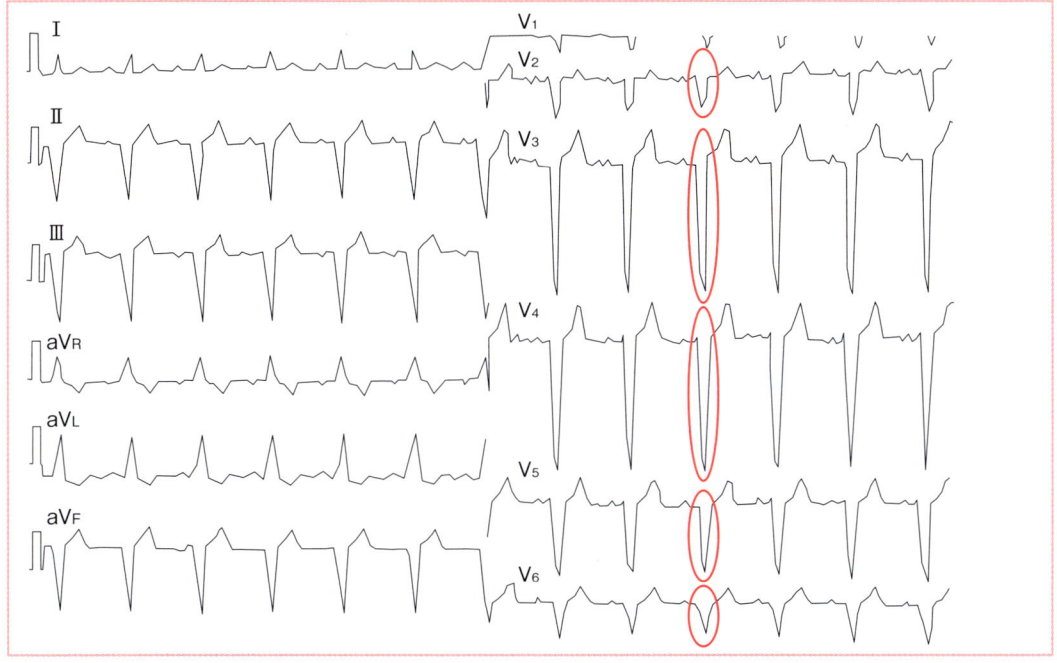

右室ペーシングのため、QRS波は脚ブロックパターンを示している（〇部）。

心サルコイドーシスの特徴

　この患者さんは既往歴としてサルコイドーシス❷を指摘されています。
　サルコイドーシス患者における心臓病変の頻度は5〜10％程度といわれています。重症心不全や致死性不整脈の原因となり、不整脈では脚ブロックや房室ブロックから洞不全症候群などの致死性不整脈まで進行することもあります。

❷サルコイドーシスは、肺、リンパ節、皮膚、眼、心臓、筋肉などの諸臓器に乾酪壊死を認めない類上皮細胞肉芽腫が形成される原因不明の全身性疾患。若年女性に好発する。肺門部リンパ節腫脹および肺野病変、皮膚、関節、眼症状にて初発することが多く、約90％が肺病変を形成するといわれている。

★心サルコイドーシスの診断基準

主徴候
1. 高度房室ブロック
2. 心室中隔基部の菲薄化
3. Gallium-67 citrate シンチグラムでの心臓への異常集積
4. 左室収縮不全（左室駆出率50％未満）

副徴候
1. 心電図異常：心室不整脈（心室頻拍、多源性あるいは頻発する心室期外収縮）、右脚ブロック、軸偏位、異常Q波のいずれかの所見
2. 心エコー図：局所的な左室壁運動異常あるいは形態異常（心室瘤、心室壁肥厚）
3. 核医学検査：心筋血流シンチグラム（thallium-201 chloride あるいは technetium-99m methoxyisobutylisonitrile、technetium-99m tetrofosmin）での灌流異常
4. Gadolinium造影MRIにおける心筋の遅延造影所見
5. 心内膜心筋生検：中等度以上の心筋間質の線維化や単核細胞浸潤
1) 主徴候4項目中2項目以上が陽性の場合
2) 主徴候4項目中1項目が陽性で、副徴候5項目中2項目以上が陽性の場合

いずれかの場合、心サルコイドーシスと診断される。

津田富康, 石原麻美, 岡本祐之, 他：サルコイドーシスの診断基準と診断の手引き. 日本サルコイドーシス会誌 2006；27：89-102. より引用

また、心サルコイドーシスでは、MRIの遅延造影で特徴的な所見が見られることが知られています。

★心サルコイドーシスの遅延造影像の特徴

- 斑状ないしは帯状の明瞭な遅延造影像心外膜側優位
- 好発部位には有意差は認めないものの心基部よりの心室中隔、ついで側壁に多い
- 貫壁性の遅延造影像を呈する症例では左室拡大と左心機能低下、BNP*の上昇を伴う

＊BNP（brain natriuretic peptide）：脳性ナトリウム利尿ペプチド

★一時ペーシングする前に緊急で撮影したガドリニウム造影MRI

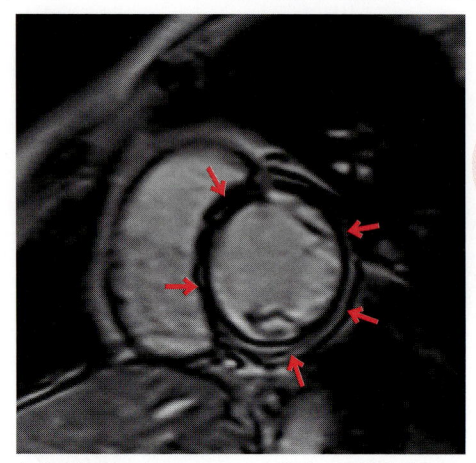

本症例では遅延造影を認めましたが、分布は中隔の心内膜側であり、明らかな心サルコイドーシスの所見とは判断できませんでした。

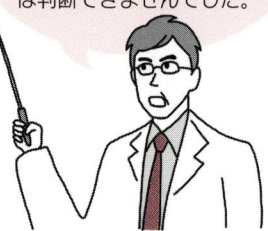

心筋中間層の全周にわたり、線状の遅延造影を認める（←部）。

Points

- 本症例では、患者さんにモニター上の不整脈の危険性を理解してもらうのに苦労しました。
- 突然の発病に患者さん自身が混乱し、治療の必要性をなかなか認識できないケースは珍しくありません。そんなとき、相手の立場に立って根気よく理解を深めてもらえるよう努力することもプロフェッショナルの重要な仕事です。

本書の引用・参考文献

1. Kantrowitz A, Tjonneland S, Freed PS, et al. Initial clinical experience with intraaortic balloon pumping in cardiogenic shock. *JAMA* 1968；203：113-118.
2. Taniguchi N, Takahashi A, Sakamoto S. Successful fenestration using a chronic total occlusion-dedicated guidewire in a patient with catheter-induced dissection of the right coronary artery. *J Invasive Cardiol* 2011；23：84-86.
3. Toma M, Fu Y, Wagner G, et al. Van de Werf F, Armstrong P: Risk stratification in ST-elevation myocardial infarction is enhanced by combining baseline ST deviation and subsequent ST-segment resolution. *Heart* 2008；94：e6.
4. Ben-Gal Y, Weisz G, Collins MB, et al. Dual catheter technique for the treatment of severe coronary artery perforations. *Catheter Cardiovasc Interv* 2010；75：708-712.
5. 土橋和文, 長谷守：ストレスと循環器疾患 臨床：ストレス下における循環器危機とその対応 たこつぼ（型）心筋障害：急性発症のストレス心筋障害. Card Pract 2007；18：53-58.
6. Sakamoto S, Taniguchi N, Nakajima S, et al. Diagnostic value of nonenhanced multidetector computed tomography for ruling out acute aortic dissection in patients presenting with chest or back pain. *Int J Cardiol* 2012.
7. Hagan PG, Nienaber CA, Isselbacher EM, et al. The International Registry of Acute Aortic Dissection (IRAD): new insights into an old disease. *JAMA* 2000；283：897-903.
8. Haidary A, Bis K, Vrachliotis T, et al. Enhancement performance of a 64-slice triple rule-out protocol vs 16-slice and 10-slice multidetector CT-angiography protocols for evaluation of aortic and pulmonary vasculature. *J Comput Assist Tomogr* 2007；31：917-923.
9. 秦江弘文, 水野雄二, 原田栄作, 他：冠攣縮性狭心症の臨床, 発生機序ならびに治療—最新の知見を踏まえて—. 日本医事新報 2005；4258：12-17.
10. 延吉正清：新冠動脈造影法. 医学書院, 東京, 1990：375.
11. 循環器病の診断と治療に関するガイドライン. 失神の診断・治療ガイドライン（2012年改訂版）http://www.j-circ.or.jp/guideline/pdf/JCS2012_inoue_h.pdf（2013年11月閲覧）

結びにかえて

誰かに起こりうることは、誰にでも起こりうる

—— ププリリウス・シルス

循環器疾患の臨床においては、正確かつ迅速な診断・治療が求められます。しかし、多忙をきわめる実際の現場では、見落としのリスク、検査や引き続き行われる治療には合併症のリスクなど、さまざまなリスクが行く手に待ち受けています。もし、そのリスクが現実のものとなった場合は、その影響を最小限にとどめることが必要となります。そのためには次のような心構えが必要です。

●起こりうる危険を想定し、対策を考えておく

あらかじめ、起こることを予測して、起こったときにはそのサインを見落とすことなく、ただちに処置を開始することが重要です。

例えば、虚血性心疾患診断のスタンダードの1つ、心臓カテーテル検査です。この検査は器具や造影剤の改良により、以前より格段に安全に行えるようになりました。それでも、わずかなリスクはあります。

Episode 1の症例では、左主幹部にカテーテル先端の冠動脈壁への接触による冠動脈解離が起こり、その後、発生した虚血のため患者さんに胸痛が出現しました。このように待機的な診断カテーテル検査でも、検査中に突然、難易度の高いPCI手技や素早い補助循環の装着が必要となる可能性があるのです。

ほかにも、カテーテル検査に伴うリスクとして、造影剤ショックや脳梗塞、心タンポナーデなどがあります。これらの合併症が起きたときには、ただちに処置が必要になります。

このようなことは、すべての検査・治療に当てはまります。

●今、起きている急性の疾患を見逃さない

重篤な疾患は、発症していても症状が軽快し、問題がないように見えることがあります。Episode 5の症例のように、上行大動脈解離を起こしていても、症状が消失していた患者さんなどはその代表例です。

人は、物事を自分に一番都合のよいようにとらえる傾向があります。患者さんを前にして、"たいしたことはなかった""夜遅いので検査は明日にしよう"などと考えることは、誰にも責めることはできません。しかし、いつもこのような態度で現場に臨んでいると、やがては大変な見落としを起こすことになります。

胸痛で救急要請があった患者さんの場合、何も問題がないというケースは少ないです。除外診断の必要な胸痛は、急性冠症候群、急性大動脈解離、肺塞栓です。この3つの疾患がないことを確信できない限りは、患者さんを医療者の監視下におくことは必須です。

●ヒントを見落とさない

　街頭における警官の職務質問により、重大犯罪の指名手配犯がたまたま逮捕されることがあります。循環器の一般診療でも、ちょっとしたきっかけから、背景にある重大な疾患が見つかる場合があります。

　ADVANCED COLUMN(31頁)で取り上げた症例では、他院で指摘された左脚ブロックが、重症の心筋症を見つけるきっかけになりました。また、Episode 6 の患者さんは、心肥大があるのに心電図では明らかな肥大所見がありませんでした。その後の検査で、非常に予後の悪い疾患である心アミロイドーシスが見つかりました。

　日常臨床で何か気になるところがあれば、さらに一歩進んで、詳しく調べることをためらってはいけません。

●労をいとわない

　寒い冬、夜明け前に緊急で呼び出されると体にこたえます。

　しかし、一瞬の診断、治療の遅れで結果に大きな差が出るのが、循環器救急の現実です。Episode 2 でも取り上げましたが、急性心筋梗塞治療における door to balloon time の短縮は、われわれ医療者の使命です。

　私たちの仕事は、命に直接かかわる疾患にかかった患者さんを救うことです。救命のチャンスがほんの一瞬にしかないことも多くあります。どんなときにも労をいとわない、患者さんの治療を最優先するというスタッフ全体の価値観の共有、そういった組織風土の醸成が求められます。これはリーダーに求められる資質の1つともいえます。

　以上が、循環器医療にかかわる人々に求められる心構えといえるでしょう。

　今回、この本で取り上げた15の症例は、循環器診療にともなうさまざまなリスクの一部にすぎません。また、自施設でいろいろなリスクを実際に経験する機会もそう多くはないでしょう。研究会やセミナー等に積極的に参加して、他の施設の多様な経験に学ぶことも重要です。

　最後に、ローマの哲学者セネカの言葉で本書を締めくくりたいと思います。本書が少しでも、皆様の、そして皆様の施設の患者様のお役に立てることを願っております。

「いつわが身に襲いかかるかしれぬ災厄を、実際にそれが来るまでは来るものと予測しないでいる、この思い誤りがわれわれを欺き、われわれの力を奪うのです。災厄が現に来たとき、災厄からその暴力を奪い去ることのできるのは、そういうことは将来必ず起りうるとふだんから予測していた人だけです。」　　（中野孝次著「ローマの哲人 セネカの言葉」岩波書店刊より）

2013年11月18日　神戸マラソンの翌日、須磨にて

髙橋玲比古

索引

英文

AED（automated external defibrillator） 68,72
BNP（brain natriuretic peptide） 78
CAU（caudal） 4
CHADS$_2$ 57
CRA（cranial） 4
DAPT（double antiplatelet therapy） 7
door to balloon time 16
IABP（intra aortic balloon pumping） 6
ICD（implantable cardioverter defibriillator） 73
LAD（left anterior descendence） 17
LAO（left anterior oblique） 4
LCX（left circumflex artery） 17
LMT（left main trunk coronary artery） 17
MRI 31
NOAC（novel oral anticoagulants） 57
P波 3
PCI（percutaneous coronary intervention） 10,11,18
PCPS（percutaneous cardio pulmonary pupport） 6
POBA（plain old balloon angioplasty） 16
PQ時間 3
PQ時間短縮 45
QRS時間 3
QRSの延長 45
QRS波 45
QRS変形 45
QT時間 3
RAO（right anterior oblique） 4
RCA（right coronary artery） 17
ST上昇 2,25,52,53
ST低下 2
ST部分 2
ST resolution 16
T波 2
T波陰転 25

t-PA（tissue plasminogen activator） 41
triple rule out 30
WPW症候群 45

和文

あ

アスピリン 7
アセチルコリン 54
アミロイド 35
アミロイドーシス 35
アンギオ装置 4
安静時狭心症 53

い

息切れ 37
意識障害 48,74
意識消失 32,37
意識消失発作 26,58,74
異常Q波 25
異常タンパク質 35
一時ペースメーカー 75
一過性意識消失発作 61
陰性T波 42
インデフレーター 11

う

植込み型除細動器 73
右脚 31,51
右脚ブロック 31,50

え

永久ペースメーカー 75,76

エコノミークラス症候群 　42
エルゴメトリンマレイン酸塩 　54
エンゲージ 　13

か

ガイディングカテーテル 　8,12,15
ガイドワイヤー 　2,8,11
外膜 　7
解離腔 　14,29
カウンターショック 　56,70
仮性心室瘤 　16
下大静脈フィルター 　42
合併症 　2
カテコラミン 　25
カテーテルアブレーション 　47
カテーテル挿入部の障害 　6
冠危険因子 　4
完全右脚ブロック 　31
完全左脚ブロック 　31
完全房室ブロック 　50,64,74,75
冠動脈 　6,7
冠動脈解離 　6
冠動脈完全閉塞 　11
冠動脈狭窄 　11
冠動脈疾患 　63
冠動脈ステントグラフト 　20
冠動脈穿孔 　19,20
冠動脈穿孔の分類 　19
冠動脈造影検査 　4
冠動脈の分類 　17
冠攣縮 　52
冠攣縮性狭心症 　52,53
冠攣縮薬物誘発試験 　54

き

偽腔 　15
喫煙 　10,18,22
喫煙歴 　4

起電力 　34
脚ブロック 　31,50,77
急性心筋梗塞 　9,16,24,30,75
急性大動脈解離 　28,30
急性肺塞栓症 　42
胸骨圧迫 　55
狭心症 　26,52
胸痛 　2,10,26,30,52,55
虚血性心疾患 　63
緊急カテーテル検査 　25

く

クロピドグレル 　7

け

経口抗凝固薬 　57
経皮的冠動脈形成術 　10,18
経皮的心肺補助装置 　6
血管迷走神経性失神 　61
血栓 　7,31
血栓吸引カテーテル 　12
血栓性疾患 　41
血栓溶解剤 　41
ケント束 　47

こ

抗凝固療法 　31
高血圧 　4,36
高血圧性心肥大 　33
抗血小板作用 　7
高周波アブレーション 　47
梗塞責任冠動脈病変 　11
高度狭窄 　5
呼吸困難 　40
コレステロール塞栓 　6

さ

再灌流療法	16
再狭窄	21
再疎通	16
再分極	51
左脚	31,51
左脚ブロック	31
左室	31
左室駆出率	31
左室心筋緻密化障害	31
左室造影	24,31
左室肥大	32
左室ブロック	47
左室壁運動	31
サルコイドーシス	74,77

し

ジギタリス	47
刺激伝導系	35,50,51
自己灌流型バルーンカテーテル	21
脂質異常症	18
シース	8
失神	37,58,59
失神の分類	59
自動体外式除細動器	68
自動能	50
ジャドキンスタイプのカテーテル	15
重症心不全	77
上行大動脈解離	30
上室性頻拍発作	46
ショック	6
徐脈性不整脈	63
自律神経の異常	59
心アミロイドーシス	33,35
心筋	51
心筋炎	75
心筋梗塞	6
心筋細胞	35
心筋障害	35,75
心筋生検	35
心筋線維	31
心筋緻密化障害	31
真腔	15
神経調節性失神	61
心原性脳梗塞	57
人工血管付きステント	20
心サルコイドーシス	35,77,78
心室細動	55,66
心室性期外収縮	49
心室頻拍	72
心室壁	31
心室リード	38
心室瘤	16
真性心室瘤	16
心臓カテーテル検査	4
心臓カテーテル検査の合併症	6
心臓病変	74,77
心大血管の穿孔	6
診断カテーテル	2,6,8
診断用カテーテル	15
心停止	37
心的外傷	22
心嚢水	30
心肺蘇生	68
心肺停止	68
心破裂	16
心肥大	33
深部静脈血栓	42
心不全	35
心房細動	48,50,57

す

ステント	8,11
ステント留置	11,15
ストレス	25
スパズム	54

せ

正常伝導路	45,47
正常波形	3
潜在性WPW症候群	47
全身性アミロイドーシス	35
全身性疾患	74

そ

造影剤	6,67
造影剤自動注入装置	67
造影剤の滞留	5
組織プラスミノーゲン活性化因子	41

た

大動脈内バルーンパンピング	6
大動脈弁狭窄症	33,36
たこつぼ型心筋症	24
脱分極	51
断層心エコー	31

ち

チクロピジン	7
致死性不整脈	77
中膜	7
チルトトレーニング	62

て

低体温療法	72,73
デルタ波	45

と

動悸	22,40,44
洞結節	50,51
糖尿病	10,18
洞不全症候群	63,77
特殊心筋	50
特発性心筋症	31
トロポニン	22

な

内膜	7

に

二重抗血小板療法	7
ニトログリセリン	53,63

の

脳血管障害	6
脳梗塞	4,57
脳性ナトリウム利尿ペプチド	78

は

肺塞栓	30,41
バルーン	11
バルーン拡張	16
バルーンカテーテル	8,11,19

ひ

ヒス束	51
肥大型心筋症	33,36
左回旋枝	17
左冠動脈回旋枝	17
左冠動脈主幹部	17
左冠動脈主幹部解離	6
左冠動脈前下行枝	17
左前下行枝	17
頻拍発作	46

ふ

ファブリー病 33,36
フィブリン 41
副伝導路 45,47
不整脈 6
プラーク 6
プラスミノーゲン 41
ふらつき 22
プルキンエ線維 51
ブロークン・ハート症候群 25
プロタミン 19

へ

ベアメタルステント 18,21
壁運動異常 24
ペーシング 75
ペースメーカー 37,39,76
ペースメーカー植込み術 36
ペースメーカー不全 38
ヘッドアップチルト試験 59,60
ヘパリン 19

ほ

房室結節 51
房室ブロック 77
補充調律 50,75
補助循環装置 6
発作性心房細動 47
ポリグラフ 2
ホルター心電図 35,37
本態性高血圧 4,18

ま

マルチスライスCT 28,30
慢性腎不全 4

み

右冠動脈 17

め

迷走神経 61
迷走神経刺激 47
迷走神経反射 6
メカニカルインジェクター 67
メカノ受容体 61
めまい 37,59

や

薬剤溶出性ステント 7,18,21

り

リエントリー 46
リエントリー回路 46
リード 38
リードの断線 39

れ

攣縮 53

ろ

労作時胸痛 4
労作性狭心症 53
ロングフライト血栓症 42

わ

ワーファリン 31,57

循環器ナースが知っておきたい
心電図と心臓カテーテル 15の落とし穴

2013年12月25日　第1版第1刷発行	監　修	齋藤　滋
	著　者	髙橋　玲比古
	発行者	有賀　洋文
	発行所	株式会社 照林社
		〒112-0002
		東京都文京区小石川2丁目3-23
		電　話　03-3815-4921（編集）
		03-5689-7377（営業）
		http://www.shorinsha.co.jp/
	印刷所	共同印刷株式会社

- 本書に掲載された著作物（記事・写真・イラスト等）の翻訳・複写・転載・データベースへの取り込み、および送信に関する許諾権は、照林社が保有します。
- 本書の無断複写は、著作権法上での例外を除き禁じられています。本書を複写される場合は、事前に許諾を受けてください。また、本書をスキャンしてPDF化するなどの電子化は、私的使用に限り著作権法上認められていますが、代行業者等の第三者による電子データ化および書籍化は、いかなる場合も認められていません。
- 万一、落丁・乱丁などの不良品がございましたら、「制作部」あてにお送りください。送料小社負担にて良品とお取り替えいたします（制作部 ☎0120-87-1174）。

検印省略（定価はカバーに表示してあります）
ISBN978-4-7965-2307-3
©Shigeru Saito, Akihiko Takahashi/2013/Printed in Japan